全图解 人不必活得 腰酸背痛

向志超 著

山东科学技术出版社

图书在版编目（CIP）数据

人不必活得腰酸背痛 / 向志超著 . -- 济南：山东
科学技术出版社 , 2019.1
ISBN 978-7-5331-9695-0

Ⅰ.①人… Ⅱ.①向… Ⅲ.①颈肩痛- 防治②腰
腿痛- 防治 Ⅳ.① R681.5

中国版本图书馆 CIP 数据核字 (2019) 第 001267 号

《（全图解）人不必活得腰酸背痛：疼痛检测、按摩、伸展、运
动保健全书》
向志超 著
中文简体字版 ©2019 年由山东科学技术出版社有限公司出版发
行。
本书经城邦文化事业股份有限公司（商周出版）授权出版中文简
体字版本。非经书面同意，不得以任何形式任意复制、转载。
版权登记号：图字 15–2018–55

人不必活得腰酸背痛
REN BUBI HUODE YAOSUANBEITONG

责任编辑：陈平

装帧设计：CC 设计工作室

主管单位：山东出版传媒股份有限公司
出 版 者：山东科学技术出版社
　　　　　　地址：济南市市中区英雄山路 189 号
　　　　　　邮编：250002　电话：(0531) 82098088
　　　　　　网址：www.lkj.com.cn
　　　　　　电子邮件：sdkj@sdpress.com.cn

发 行 者：山东科学技术出版社
　　　　　　地址：济南市市中区英雄山路 189 号
　　　　　　邮编：250002　电话：(0531) 82098071
印 刷 者：济南市新先锋彩印有限公司
　　　　　　地址：济南市工业北路 188-6 号
　　　　　　邮编：250101 电话：(0531)88615699

规格：16 开 (185mm×240mm)
印张：12.25　字数：200 千　印数：1 ~ 5000
版次：2019 年 1 月第 1 版　2019 年 1 月第 1 次印刷
定价：49.80 元

序　言

　　二十几年前，物理治疗是非常年轻的科系。在当时，作为一名物理治疗师，我虽然从学校里学到了基本评估和声光、水冷、热电等仪器设备的操作以及徒手治疗的基本技巧，但正式进入临床后，试着使用学到的评估和治疗技巧去检查受伤部位并加以治疗时，总觉得效果不佳，因而感到挫折，甚至怀疑这个专业没有存在的价值。

　　就在此时，一位美国执业物理治疗师（欧瑞民先生）来台湾举办骨科物理治疗的特别演讲。演讲中，他提到"物理性造成的伤害，要用物理性的方法解决"。例如，膝关节炎如果是自身使用不当或肌肉张力不平衡所造成的伤害，就不是吃药打针可以完全治愈的，而是要使用物理性的方式来治疗、修复，让肌肉关节回到原来的平衡状态即可。

　　听完演讲后，我非常激动，明白物理治疗可以从不同的角度和方式切入，去帮助需要的人们。之后我们几位治疗师数次向欧老师求教，并跟随欧老师学习，在临床上均取得了很好的成效。

　　随着专业的发展，我慢慢又学到很多骨科知识和运动知识，也渐渐整理出效果较好的评估治疗和运动方法。简单来说，撇开先天性的问题不说，大部分人的腰酸背痛或是四肢问题，都是因为自身使用不当造成的。就好比汽车，出厂时都一样，但是出厂后因为每位驾驶员的开车习惯不同，容易损坏的部位也会不同。拥有良好开车习惯和保养习惯的驾驶员，一辆车在他手上不太容易发生故障，反之，车辆很快就会因为有故障而损坏。因此，只要我们改善"开车技巧"和"使用习惯",这辆"车"的使用年限就可以延长不少。也就是说,只要学会正确运用自身的肌肉和关节,并保持良好的使用习惯,就可以改善或避免腰酸背痛等问题了。

本书共分为三部分。第一部分通过姿势检测和活动度检测,找出运作不正确的肌肉和关节。这就好比先找出不良的驾驶习惯和已经发生故障的零件。第二部分详细介绍八大部位的疼痛和自我修复方法。第三部分则是运动保健的介绍。因为人体的肌肉、关节组织就像是链条一样,结构紧密相连,不管是哪里受伤,都可能会影响其他的部位,也因此同样一组运动动作,可以同时伸展、训练身体的不同部位。这也是在本书中,许多相同的动作会在不同的章节中重复出现的原因,主要是为了便于读者阅读,不必前后反复翻阅。

通过本书,我希望能和读者分享一个理念:身体的大部分问题,都是我们自身使用不当造成的,而身体是我们最好的导师,它传递给我们各种信息和建议,只要能学会倾听,恢复良好的生活作息和运动方式,让我们的肌肉、关节回到平衡的状态,那些困扰我们的酸痛问题都会因此有所改善。我深深地希望本书对读者的健康保健有些许的帮助。

最后,衷心地感谢所有相遇的人和事,让我能继续成长。

向志超

目　录

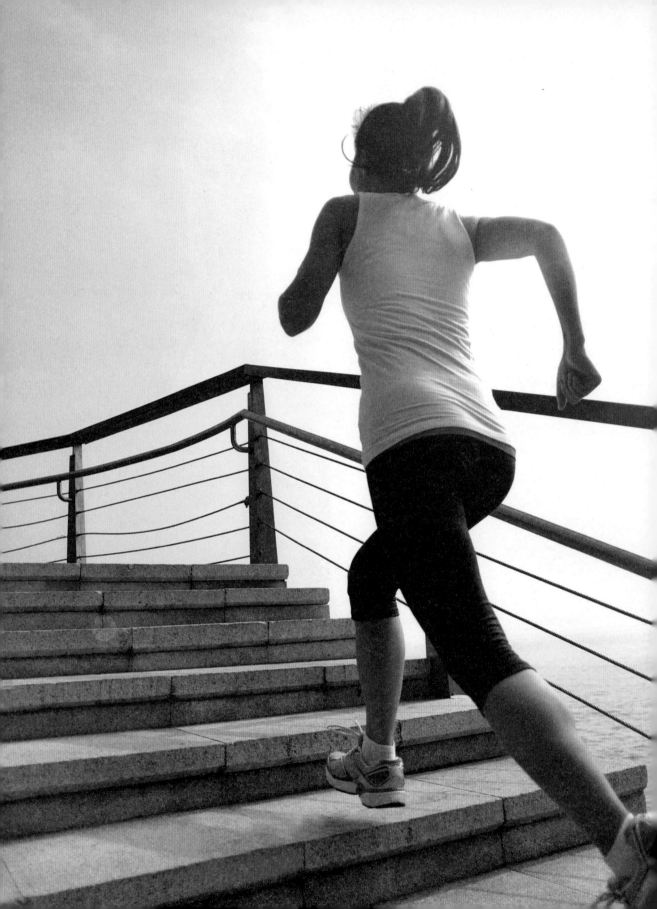

PART **1**

找出酸痛的根源
在哪里

——在家也能进行的全身检测与按摩伸展

你是不是经常感到身体酸痛，却不知道问题何在？

你可知道，头痛未必是头部出问题，膝盖酸痛的根源点也有可能在臀部或足踝部？

只要 10 分钟，就能通过姿势与身体活动度检测，找出酸痛的真正症结点，适当伸展，辅以按摩，对症下药，彻底自疗！

通过检测，
认识正确的姿势

除了外伤，身体的酸痛毛病，经常都与错误的姿势有关。想要根治腰酸背痛的毛病吗？先从了解姿势开始吧！

从事物理治疗师工作这么多年，看过各种各样的病人，每次治疗评估的过程中，我总是再三提醒患者，记得在生活中必须保持"正确的姿势"。

通常病人都不觉得自己的姿势有错，还有一些人认为，身体感觉舒服的姿势，就是正确的姿势。这些都是错误的认识。

所谓正确姿势，指的是"让身体关节和软组织等部位受力最小的状态"。也就是说，不理想的姿势，会让关节或软组织增加受力。

如果长时间保持不理想的姿势，身体容易感觉酸痛、麻痹，更严重的是肌肉骨骼会因此逐渐变形。

曾有患者问我："奇怪，很多人站没站样、坐没坐相，姿势很差，但他们却没有酸痛的毛病或是活动上的困扰，这是怎么回事呢？"

答案很简单，因为这些人还年轻。年轻人的肌肉强壮、身体健康，身体修复力较好，一时之间看不出异常，但随着年岁增长就会出现酸痛症状，甚至引起身体发炎或受伤。

在本书的开头，我们将逐一分辨各种正确或错误的姿势，从根本上找出酸痛的成因。

为什么要检测姿势

你有去康复科就诊的经历吗？康复科医生或物理治疗师不仅要问诊，还经常让患者站起来，动动手、动动脚，进行一连串的检测。

为什么康复科医生或物理治疗师不能单靠问诊就判断出哪里有问题呢？那是由于身体软组织筋膜结构相连，互相影响，很难从口述中判断病灶的真正位置。经常主诉头痛的患者，实际检测之后，发现毛病是出在腰部关节或手臂拉伤；主诉腰酸的患者，实际上可能是腿部受伤。所以，为了确认患者真正的问题出在哪里，必须靠着检测来判断。

接下来我们将逐一介绍检测的各种步骤、方式和注意事项。这是一套简单、方便的检测方式，即使在家中，一个人也能够自行完成，进行初步的判断。

姿势检测的步骤

姿势检测是从身体的正面、背面与侧面三个方向观察，确认是否符合正确姿势的标准。

检测时，请用你觉得最轻松的姿势，自然站立。

为能彻底检测，你可以利用镜子观察身体状况，或者通过拍照的方式，请人帮忙或自拍身体的侧面、背面。拍照检查的好处在于能够直接在照片上画出垂直线，比对身体的站姿是否偏移或有什么不正常，能够立刻找出问题所在。

身体正面姿势检测

身体正面姿势的检测顺序由上到下，依次是头部、肩膀、锁骨、双手、肋骨、侧腰际、膝盖、胫骨和脚掌。检测重点为：

头部： 检测双眼是否对称平行，鼻子有无居中。

肩膀： 检测双肩是否对称，有无一侧特别高或特别低。

锁骨： 检测锁骨到肩峰是否保持在同一直线上，锁骨是否比肩峰低。

双手： 当双手自然下垂时，手臂内侧的肘窝应该朝向前方，而非内旋（事实上，大部分人都有轻微的肘窝内旋，但如果内旋太多，就属于不正确的姿势）。若有一只手的内旋角度较大，代表那一只手可能有问题，也表示那一侧的肩关节或肩胛骨角度内转较多。

肋骨： 注意剑突两侧肋骨向下的角度，正常为 90 度左右。如果较往外开，代表腹肌太弱。若两侧肋骨相比，一边过度隆起，表示胸部

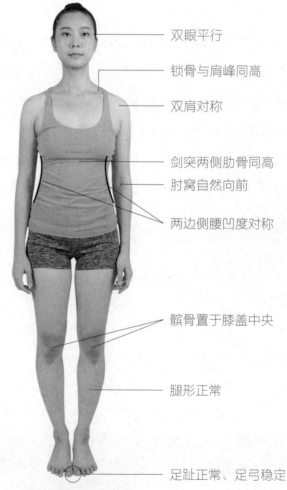

双眼平行

锁骨与肩峰同高

双肩对称

剑突两侧肋骨同高

肘窝自然向前

两边侧腰凹度对称

髌骨置于膝盖中央

腿形正常

足趾正常、足弓稳定

身体正面姿势检测

肌肉太紧绷或腹部的力量不足，也可能有脊椎侧弯的问题。

侧腰际： 如果腰的两侧，有一边比较凹，表示可能有脊椎侧弯的问题。

膝盖： 髌骨必须在膝盖正中间，与大腿骨的中心点对齐。如果有一边朝外，可能有髌骨外翻现象。

胫骨： 观察是否有 O 型腿现象，O 型腿会影响膝盖或踝关节的稳定。

脚掌： 确认有无跗趾外翻或是内侧足弓和前侧横弓下塌等现象。如果有，容易出现骨盆问题以及长短脚。

身体背面姿势检测

头部： 检查两耳是否对称，头部是否歪斜。

肩膀： 确认肩胛骨最上缘的位置，是否对应到胸椎第二节。肩胛骨最下端，应该对应胸椎第七节。脊椎到肩胛骨内缘大约是 5 厘米，脊椎与肩胛骨内缘平行，如果一侧较低或是外转，都属于不理想的姿态。

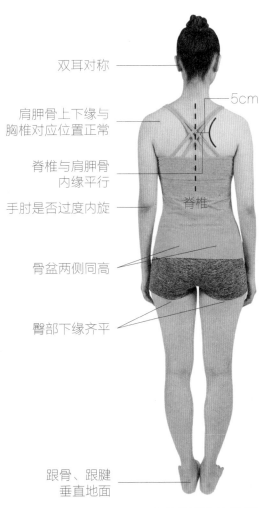

双耳对称

5cm

肩胛骨上下缘与
胸椎对应位置正常

脊椎与肩胛骨
内缘平行

脊椎

手肘是否过度内旋

骨盆两侧同高

臀部下缘齐平

跟骨、跟腱
垂直地面

身体背面姿势检测

双手： 观察手肘的骨头会不会往外移。如果上臂内旋太多，胸肌可能太紧，容易产生病症。

骨盆： 骨盆两侧应保持一样高度。

臀部： 自我检测时，可以穿较短的裤子，观察两边臀部最下缘的线条是否齐平。

脚踝： 检测跟骨、跟腱是否和地板垂直，有无内外弯的情形（一般比较常见的是过度内弯）。

身体侧面姿势检测

身体的侧面检测，可以配合上述的技巧，利用他人拍照或自拍照片，画出垂直线，从耳朵旁边往下垂直到肩膀，再到腿部、股骨大转子、脚踝为止，连成一条直线垂直于地面。

在姿势正确的情况下，由侧面观看，铅垂线将会通过整条脊柱，落在双脚中央，且左右对称。以这条线为基准，经常可见有人腰椎前凸、胸椎往后，也有人会骨盆前凸，还有许多女性出现膝盖过度后弯的状况，这些都是长期姿势不良所造成的不理想姿态。

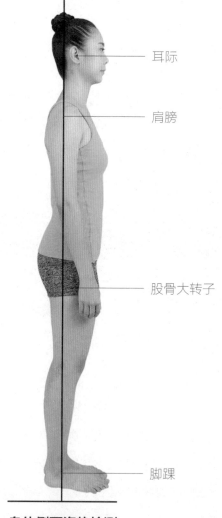

耳际

肩膀

股骨大转子

脚踝

身体侧面姿势检测

健康
小叮咛

婴儿不适合做姿势检测

婴儿刚出生的时候，身体是蜷曲的，腰椎与颈椎弧线都蜷起来，直到三个月左右，才会慢慢伸展开来，呈现出 S 形的弧度，且婴儿无法站立，所以刚出生的孩子不宜检测。

此外，婴儿的双腿在六个月以前，多呈 O 形，六个月之后会慢慢变直再呈 X 形，六岁之后才能完整直立。因此，若要观察小朋友是不是有 O 型腿或 X 型腿，必须等六岁之后，骨架发育较完整时才能确认。

常见的错误姿势

经过检测后，我们很容易发现身体姿势的问题。一般常见的不良姿势可分为三种：

错误姿势一：腰椎前凸站姿

姿势特征：骨盆前倾，腰椎同时向前凸，而胸椎则后翘。

姿势说明：

1 腰椎过度向前压迫，腰椎第四节、第五节处容易长骨刺。

2 颈椎前倾，有颈椎疼痛或头痛问题。容易出现椎间盘突出、椎孔狭窄等症状，或压到手臂神经丛。

3 发生膏肓痛或胸闷，容易背痛、腰痛。

4 影响肩部关节活动，造成肩部伤害（举手梳头、抬高手穿衣服时，感觉活动不便），易发生肌腱炎。

5 常穿高跟鞋的女性，容易出现膝关节后弯变形。

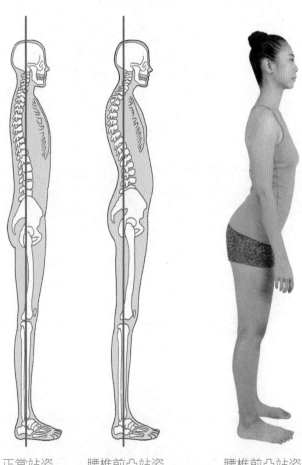

正常站姿　　　腰椎前凸站姿　　　　腰椎前凸站姿

错误姿势二：摇摆背姿

姿势特征：骨盆后倾，下半身从骨盆处前推，上半身后移。

姿势说明：

1 常见于老年人。因肌肉退化、骨质疏松，臀部缺乏肌肉，臀部肌肉短缩而无力。下半身肌肉扁平，肌力不足，影响下肢的活动，导致行走不便。

2 长期摇摆背姿势，容易造成脊椎压迫甚至是压迫性骨折。

3 严重者必须以手术治疗，才能恢复原来应有的形状与位置。

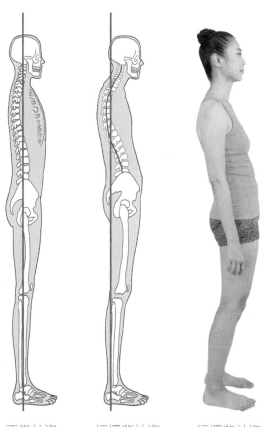

正常站姿　　摇摆背站姿　　摇摆背站姿

错误姿势三：平背（圆背）站姿

姿势特征：脊背平直，骨盆后倾，髋关节打直，膝盖容易向后顶。

姿势说明：

❶ 脊椎太直，导致腰椎吸震功能降低，走路反作用力冲击脊椎，容易受伤。

❷ 长期平背站姿，臀部较扁，腹肌、腹部筋膜、大腿后侧肌肉过紧，大腿前侧肌肉无力。

❸ 椎间盘易向后凸出，压迫到神经根。

❹ 骨盆后倾易牵拉韧带，容易造成臀部疼痛。

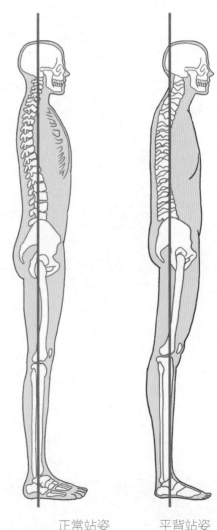

正常站姿　　　平背站姿

保持正确的姿势，需要养成习惯

上述身体正面、背面与侧面的正确姿势，是一种理想状态。我们站立时应尽量保持这个姿势。但是因为习惯成自然，大脑与肌肉经常习惯于不良的姿势，所以当我们想要调整回正确姿势时，会感觉难受、不舒服、不习惯、很费力，这是正常的。

想要保持正确姿势，必须全身肌力都要出力，但如果身体已经习惯长期处于不良姿势，导致筋膜发生长短度的变化，某些肌力太弱，反而撑不起正确的姿势。

要如何找回肌力和活动力呢

通过正确的伸展或运动，时常加以练习，就能慢慢找回肌力和活动力。久而久之，筋膜长短度自然会回到正确的位置。

要想随时随地提醒身体回到正确位置，初期一定很难，时常会忘记。但大脑是一种习惯性的系统，会重新记忆、建立新的认知，一旦它接受了正确的位置，人的神经肌肉系统也会随之重新整合，而原本的不舒适渐渐变成了习惯，大脑也会重新记忆，建立新的认知，取代原来不好的姿势。

保持无痛的生活并不难，只要日常生活中时常检测我们的姿势，尽量保持在理想的状态，就能远离"老是好不了"的酸痛毛病。

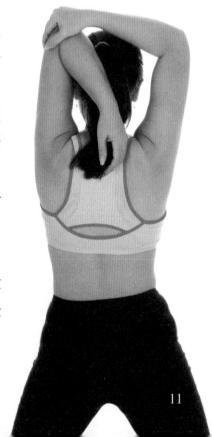

通过活动度检测，
发现身体的隐患

看似稀松平常的日常动作，你做起来都很顺畅吗？找出隐藏在肌肉与关节底下的问题所在，确认身体各部位的健康状况吧！

梳头、抓背、举手、蹲下都是生活中常见的动作，如果你无法自然地做出这些日常动作，或者在做这些动作时感觉有些窒息难受，那说明肌肉和关节已经出毛病了。

刚开始可能只是些小问题，看似不影响生活，但如果置之不理，三五年内便会逐渐出现状况，或者容易拉伤、扭伤，或者累积成习惯性的酸痛。而且，当人在活动度不良的状态下锻炼肌肉或做运动时，更容易受伤。

人体肌肉在姿势不良或是使用不当时，会出现"代偿动作"。这是身体的一种保护机制，为了确保身体能够如常活动，即使姿势不良，或部分肌肉无法正常运作，人体自身也会自然调整其他肌肉去协助行动，但也正因为如此，容易让人养成错误姿势的坏习惯。

因为一般人很难察觉身体的代偿动作，所以一旦身体习惯了错误姿势，便很难自觉调整。

然而长久如此，错误的代偿动作会造成部分肌肉负担过重，而原有的某些肌肉也因缺乏活动而失去力量。一旦肌肉无法平衡，保护的关节就会随之受损，容易发炎、紧绷，甚至压迫到神经。

下面通过一连串的身体活动度检测，可以检测出关节与肌肉是不是都在正常的范围以内，也可以从中判别出身体各部位到底哪里出了问题，哪里藏着问题。

身体活动度检测步骤

检测前的注意事项

1 建立"正常身体活动度"的概念：健康的人在检测过程中，都不应该有疼痛、过于紧绷的现象，动作应该流畅。如果在检测时感觉疼痛或不适，就表示身体活动度有问题。

2 不可勉强：检测是为了确认身体状况，若检测过程中感觉到疼痛，须立刻停止。如有的动作无法达到标准，切勿勉强身体强行达到标准，避免拉扯造成肌肉受伤。

3 避免酸痛不适时检测：尽量选择在正常情况下进行检测。如果身体有明显的酸痛不适，如落枕、运动后肌肉酸痛等症状，不宜做检测，因为此时测出来的肌肉柔软度并不准确，容易误判。

4 按照要求进行检测：在进行检测时，请按照要求的动作或角度进行。检测过程按照颈椎、肩关节、躯干、髋关节、膝盖等顺序，由上到下依次进行检测。

检测动作说明

人体有三个关节面：

关节面	定义	动作名称
矢状面	将身体由前向后切分为左右两边的平面	屈曲（往前）、伸展（往后）
冠状面	将身体由左向右切分为前后两边的平面	外展、内收
水平面	将身体横向切分为上下两边的平面	外转（外旋）、内转（内旋）

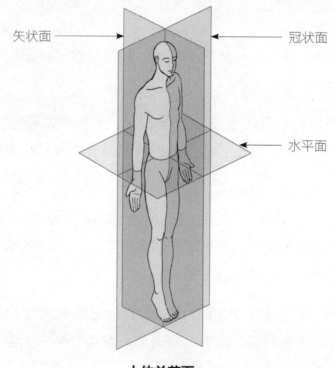

矢状面 ——— 冠状面

水平面

人体关节面

一、 屈曲与伸展

屈曲：在矢状面上向身体前方弯曲关节。

伸展：在矢状面上向身体后方伸直关节。

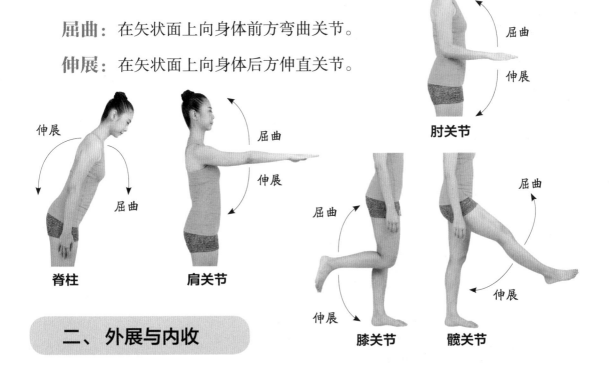

肘关节

脊柱　　　　　肩关节

膝关节　　　髋关节

二、 外展与内收

外展：在冠状面上将四肢远离身体中心向外伸展的动作。

内收：在冠状面上将四肢靠近身体中心向内收缩的动作。

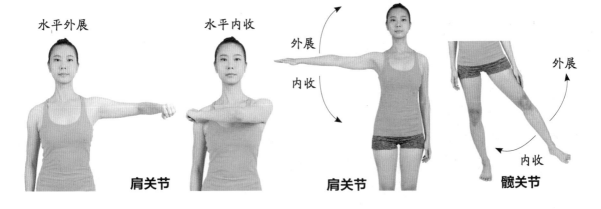

肩关节　　　　　肩关节　　　　　髋关节

三、外转（外旋）与内转（内旋）

外转（外旋）：以纵轴为中心向外水平旋转。

内转（内旋）：以纵轴为中心向内水平旋转。

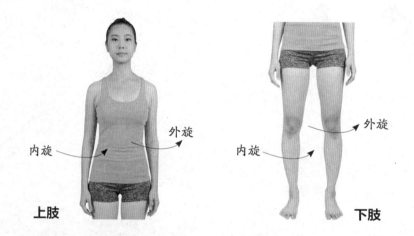

上肢　　　　　下肢

四、外翻与内翻

外翻：脚底板向外翻转。

内翻：脚底板向内翻转。

五、跖屈与背屈

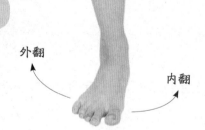

跖屈：脚背和小腿拉直成平面，即压脚背或踮脚尖动作。

背屈：脚背向小腿拉近，即勾脚跟的动作。

颈椎活动度检测

我们日常生活中经常做抬头、低头等动作，通过简单的测试，让我们检查一下颈椎部位的活动度是否正常。

第一项：脖颈屈伸

1. 缓缓低头，下巴垂下，目光朝下，直到下巴碰到上胸。
2. 身体其他部位保持不动，不可刻意用弯腰、收腹等方式达到检测标准。

如果无法做到，表示你的颈椎关节僵硬。如果在做的过程中有紧绷感，且紧绷感延伸到背部，代表筋膜太紧或是已经拉扯到神经。

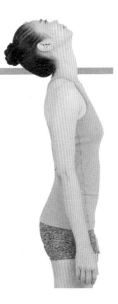

第二项：抬头向上

1. 上半身保持不动，仅将头朝上仰，看向天花板。
2. 正常情况下，耳朵几乎可以与天花板平行。整体动作必须流畅，不感觉到任何疼痛。

如果在测试过程中有紧绷感或觉得两侧筋膜紧度不对称，甚至传到背或手，有可能是刺激到了颈椎关节或神经。

━ 第三项：左右旋转

1. 保持两肩稳定不动，将头向左右两侧转动。
2. 最大转角应有 80 ~ 90 度，接近与肩膀齐平。
3. 整体动作必须流畅，不感觉疼痛或紧绷。

> 如果有紧绷感或是觉得两边筋膜紧度不对称，甚至传到背或手，有可能是肌肉短缩不对称或刺激到颈椎关节和神经。

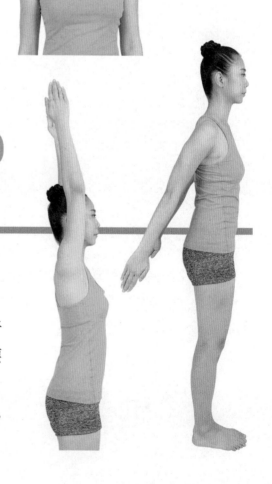

上肢、肩关节活动度检测

━ 第四项：双手上举与双手后摆

1. 立正站好，胸部与肩膀在正确位置，保持稳定。
2. 双手高举伸直，手指头到身体躯干的角度达到 170 度左右，过程不可以靠腰力辅助，也不可耸肩。
3. 双手后摆，后摆角度达到 40 ~ 50 度。

第五项：手臂外旋与内旋

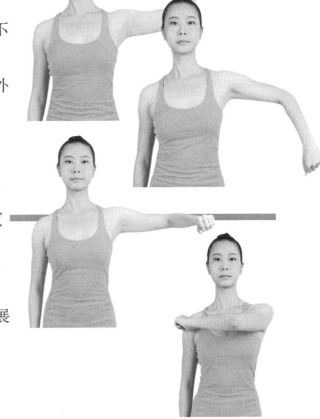

1. 立正站好，单臂抬起。测试时，身体必须保持在正确姿势，肩膀保持不动，仅以手臂动作。

2. 双臂与肩胛骨呈一条水平线，外旋达到 90 度，内旋达到 60 ~ 70 度。

第六项：手臂水平外展与内收

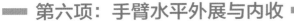

1. 立正站好，单臂抬起。测试时，身体必须保持正确姿势。

2. 单臂水平外展，而后内收，外展到内收角度为 0 ~ 130 度。

第七项：双臂反折

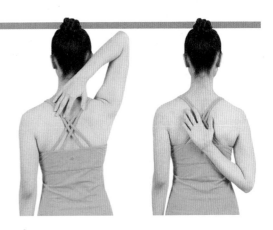

1. 立正站好，单手举起，向上反折，触摸后背，可摸到另一边的肩胛骨上缘。

2. 手放下，向后反折摸背，摸到另一边肩胛骨的下缘。

3. 双手都必须检测。

　　一至六项测试，主要目的是测试颈椎、肩关节、胸椎部位的活动度。第七项测试是综合型动作，如果无法反折或感到紧绷吃力，表示肩关节活动度有问题。另外，双手如果感觉不对称，一手比较吃力，一手比较轻松，也不正常。

躯干活动度检测

── 第八项：躯干两侧扭转 ──

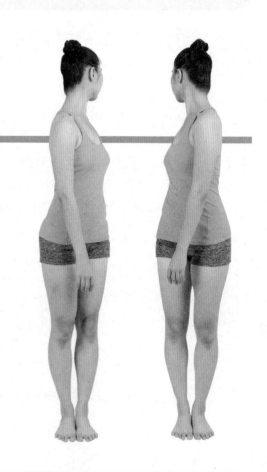

　　1. 立正站好，双脚微开，身体向左右两侧扭转，将重心放在两脚中间，头至躯干须保持一条直线。如果双脚容易摇动，可并拢测试。

　　2. 此动作可同时检测下半身的所有关节活动度。正常状态下，膝关节可以内外转动约20度，大腿往外可以转40～45度，往内可转30～40度。躯干本身可以转动到50度，连同双腿，加起来可以达到90度。

　　如果无法做到这个动作，表示受试者的胸、腰关节或髋关节过于紧绷。如想进一步确认，可以坐着测试扭转。坐转时如果能转到50度左右，代表胸、腰关节正常，问题可能出在髋关节；如果扭转不到50度，问题则可能出在胸、腰关节。

健康
小叮咛

同步检测脊椎

做旋转测试时，可以顺便检查脊椎的状况：

1. 旋转的过程中，脊椎是否有匀称的弧形？若在旋转时脊椎出现特别转折点或锐角，代表该节脊椎有问题。

2. 如果在扭转过程中感到吃力，有可能是关节有问题，也有可能是大脑对于扭转的动作不熟悉，所以运作不顺畅。为了进一步确认，可以反复测试。

第九项：躯干后仰

1. 立正站稳，两腿站直，双手往上平行高举。如果无法高举就不需举手，自然垂放两侧。

2. 身体往后仰时，腰椎弧度必须达到 20 ~ 30 度。后仰时肩胛骨必须超过脚跟，髂前上棘要超过脚尖。检查腰椎部位是否保持顺畅的弧形，且两侧是否对称。

如果无法做出这个动作，有可能是前侧肌肉或关节卡住。

第十项：身体前屈

1. 立正站稳，双脚并拢，身体向前屈。
2. 正常状况下，应该可以伸手摸到脚趾头。

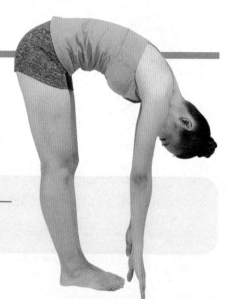

如果受试者无法达到动作标准，可以通过第十一项检测法，从仰卧姿势抬腿确认髋关节状况。

第十一项：仰卧抬腿

1. 仰卧平躺，单脚抬高至少达到 70 度。
2. 双手抱着一条大腿，夹角必须要有 120 度。

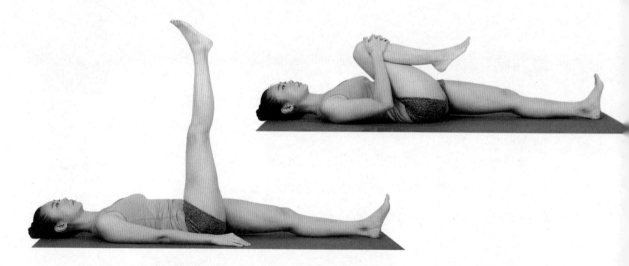

如果无法达到动作标准，表示大腿后筋过于紧绷，或是坐骨神经过于紧缩。

健康
小叮咛

弯腰的正确动作

一般人经常误认为"弯腰"就是用腰弯折，由此造成腰椎过度使用而受损。最好改从髋部往前弯。弯腰时，从鼠蹊部向前折，将髋关节弯到极限后，再使用腰部，如此一来腰部所受的压力会较小。如果强行弯腰，不动髋关节，腰部很容易受伤。

人们弯腰时之所以习惯用腰，是因为髋关节附近肌肉众多，而且大部分人因为久坐、久站或姿势不佳，导致髋关节周边肌肉过于紧绷，不容易弯身。

肌肉紧绷不代表肌肉有力，而是肌肉变短、拉动不开，无法好好伸展。缺乏肌肉的配合，髋关节很难顺利前屈，反倒是肌肉较少的腰部比较容易弯折。

因此适当的运动，保持肌肉的正常延展性，才能正常活动。

第十二项：小腿跖屈背屈

站立或坐姿测试皆可，小腿跖屈必须达到 40 ~ 50 度，背屈必须达到 20 ~ 30 度。

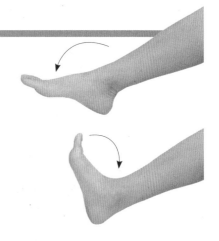

如果无法达到动作标准，表示小腿后肌群太紧。

肌力平衡度检测

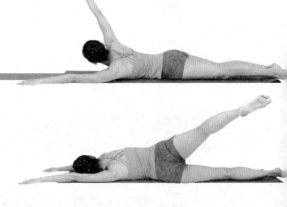

━ 第十三项：翻身 ━

1. 仰躺翻身为俯卧，或从俯卧翻身为仰躺，过程中可以用手脚辅助。

2. 左翻与右翻各做一次，比较哪一边比较难以翻身。

> 如果翻身动作不顺畅，表示旋转肌肉有问题。
>
> 如果前述的关节活动度测试不良，也很难完成翻身测试。

━ 第十四项：伏地挺身推起 ━

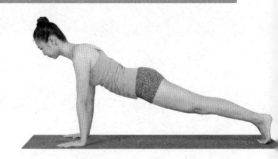

1. 身体俯卧，双手肘部撑地，双脚与肩同宽。

2. 用肚子和腿部肌肉将身体从地面撑起，双手手肘和脚趾支撑身体重量。

> 这个检测姿势，与瑜伽中的棒式动作近似。幼儿与孩童做起来较为轻松，因为孩童活动量大，运动伸展时大量使用到腹肌、背肌，因此核心稳定。倘若无法做到这个动作，表示腹部核心太弱，缺乏基本肌力。但要是平日生活时不受影响，表示身体使用很多代偿动作去转换，日后容易受伤。

第十五项：跪姿举相反边手脚

1.四足跪地，双手与双膝撑着地面，背部打直，收紧腹肌。

2.单手向前伸直，并将另一侧的腿向后伸展，姿势近似于瑜伽中的超人式动作。

3.持续微收腹肌，过程中保持自然呼吸。

这个动作模仿婴儿爬行，目的是测试对侧肌肉的整合能力。如果做起来不稳定，就代表受试者的横向肌肉控制力有问题。

第十六项：单脚站立

1.身体站姿，双足踩在平面硬地板上，保持平衡，抬起一脚，以单脚站立。

2.抬起的脚高度超过膝盖，稳定站立10秒后放下，换另外一只脚测试。

3.可闭眼进行检测，比较睁眼时与闭眼时身体的平衡状况。

睁眼视物时，大脑会视环境需求，自然调整足底的神经与关节，使身体回正，因此睁眼测试无法准确测量身体的平衡状况。另外在实际测试时，许多人即使活动度正常，但因为初次尝试感觉不习惯，所以无法达到标准，可多练习几次。如果无法站稳，表示关节与肌肉平衡感不佳。

━ 第十七项：蹲下 ━

1. 身体站姿，双脚站稳。两脚微开，保持两足平行。

2. 双手上举，双膝弯曲蹲下。

3. 蹲下过程中，确保两足平行，脚跟不可离地，上身保持笔直。

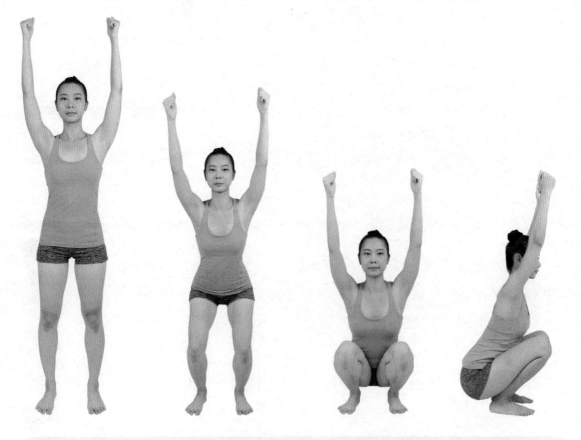

这是一个复合式的动作，单就蹲下来说，必须整合全身肌肉，如果无法做到，表示髋关节、膝关节以及踝关节方面活动度不正常。蹲下时脚跟离地者，小腿活动度可能有问题，小腿后肌群过于紧绷。习惯驼背的人，背部无法挺起。如果肩关节和肌肉过于紧绷，也无法双手上举。

身体活动度标准不因年龄而降低

上述的活动度检测，都是日常生活中所需要具备的动作能力，标准明确。

测试过程不按照级数评分，也不因为年龄而调整，无论是老人或孩童，只要能做到就算合格，做不到就是不合格。

也就是说，除非天生生理结构有残缺或后天受伤，否则不管年幼或年老，都应该具有这些活动度，不应该因为年纪增长或衰老而丧失。

同样的道理，不分年龄，只要愿意重新训练身体，都可以找回应有的活动度。

通过检测，我们可以判断出身体最弱的肌肉或关节的所在。

在测试的时候，如果感觉疼痛，就不要勉强自己达到标准，而是应该停下来去看医生，做个详细诊断。如果只感觉到些许酸痛或紧绷，只要照着本书接下来说明的内容加以训练，就能够逐渐改善，恢复完整的活动度。

即使检测结果发现某处肌肉或关节未达到活动度标准，也不要为了求好心切，立刻去做运动或锻炼，试图强化活动力。最恰当的处理方式是先弄清楚无法达到活动度标准的症结，依据有问题的关节或肌肉进行正确的训练，让关节逐渐复位，肌肉各司其职，恢复正常。

如果没有确认问题症结，就强行运动或加强肌肉锻炼，反而更容易因为姿势错误，导致身体做出严重的代偿动作，致使肌肉或关节受伤，反而得不偿失。

按摩、伸展、训练，彻底终结酸痛

经过姿势与活动度检测后，你是不是发现看似健康的身体里其实隐藏了很多问题？我们又该怎么处理这些问题，找回真正的健康呢？

身体姿势不良或活动度不够，一定会造成软组织问题，如肌肉紧绷、无力、长短不一等等，而肌肉所保护的关节也处于不稳定状态，不在正确的位置上，容易造成脱位。脱位的关节反过来拉扯肌肉，使之紧绷发炎，甚至压迫到神经，造成肌肉、关节、神经之间纠缠不清的酸痛。但只要找回肌肉的平衡，恢复弹性，让关节归位，自然而然就能解决这些问题。

想象一下，肌肉软组织就像是一条弹簧，如果弹簧中段弹性柔软，但前后相连两段却很紧绷，想要拉开弹簧，柔软的那一段最容易被拉扯开来，但也很容易因为反复拉扯导致弹性疲乏。所以，如果某段肌肉软组织过于柔软松弛，必须先强化它，令整条肌肉弹性达到一样的紧实程度，或是把太过紧绷的肌肉先伸展开来，让整段肌肉都处在适合的弹性状态下，才能保持人体在活动时不受伤。

因此，倘若身体酸痛已久，首先必须通过按摩调节肌肉软组织，再设法恢复肌肉弹性，才能做伸展运动，使肌肉逐渐恢复正常。最后还要增加肌力，训练自己在行住坐卧时保持正确姿势，才能远离酸痛。

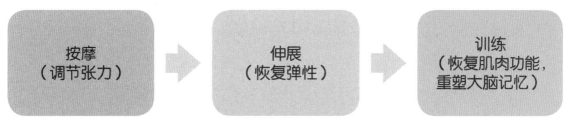

恢复肌肉弹性平衡的三步骤

为什么要先按摩

　　除非是剧烈的疼痛，否则病人一开始感觉到身体酸痛不适时，通常都会选择忍耐拖延时间，希望情况自然好转。等到无法忍受，寻求医生帮助时，已经延误了就医时间，造成肌肉软组织或关节的伤害。依状况不同，身体肌肉或者因为受伤而紧绷，或者因为不敢动弹而造成肌肉无力，此外受伤发炎的肌肉多少会出现粘连变短的现象。

　　所谓粘连，是人体受伤时，组织液自然渗透到每一层肌肉。因为怕痛，人会避免使用发炎的肌肉，结果造成原本多层的肌肉在缺乏活动下，浸泡在组织液中慢慢紧粘，形成粘连现象。

　　肌肉粘连会有什么结果呢？想象一下，我们全身的肌筋膜就像一件从头到脚的连体紧身衣。而粘连的肌肉因为紧绷，密度大、阻力大，就像紧身衣的布料紧粘在一起。而身体在受阻时要想行动，一定会受到牵扯，活动受阻。在紧绷、活动受阻的情况下，身体很难正常行动，更别说想要靠运动恢复身体活动度了，非常容易因此受伤。所以在处理已经发炎、疼痛的肌肉时，必须先将粘连的部位推开，就像处理紧身衣一样，先把打结的部分松开，才能把衣服展平，再伸展身体，恢复弹性，练强肌力，才是真正的处理之道。

　　以下将针对按摩的部分，做详细的说明与介绍。

通过触摸，找到肌肉紧绷的位置

触摸是能够了解身体状态的最直接的方式。平时我们就应该多触碰自己的身体，了解身体每一个部位的状态。

你可以试试以下的做法：用手轻而慢地按触自己的手臂，一定会感觉某些部位特别紧绷，某些地方比较松弛。你还可以左右手互相对照，如果感觉右手的肌肉比较紧绷，表示右手内侧张力比较大，所以处于紧绷状态。

触摸自己的头部、躯体等部位，多摸、多感觉，就会发现肌肉绷紧的区域。慢慢探寻，逐渐锁定紧绷的点，将它揉开、按摩推展，循环自然变好。因此平时多触摸、按压自己的身体，发现紧绷情况，立刻加以改善。

正确的按摩方法

怎样按摩才正确呢？

1. 力道适度，深入肌肉

由于筋膜肌肉为皮肤所包覆，按摩时必须让力道透过皮肤，稍微压至筋膜紧绷处再加以推揉。但切记不要压得太深、推得太用力。力道应该适度，过于用力反而容易造成身体疼痛。

2. 避免按压，多用揉动手法

在按摩时，可多采用揉动的方式，想象肌肉组织就像两层纸粘连在一起，按摩就是来回推动，轻轻将它们搓开。

3. 通过触感找到症结点（痛点）

没受过伤、正常的肌肉组织在揉动时触感比较滑顺，而受伤的肌肉因为紧绷或粘连，触感会较为紧绷、干涩，就像润滑液不足一样，或者摸起来会感觉到皮肤底下有一颗颗东西，像中医常说的"气结"。当你触摸到这些部位，可以以异常的区域为中心，朝周围各方向去推展，推到跟周边肌肉一样平顺时即可。

如果摸不到肌肉粘连的部位，也可通过伸展活动，一边伸展躯体，一边找出最疼痛的地方，再用按摩方式将它推松。

按摩注意事项

因个人习惯不同，有人希望在按摩时能感觉到足够的力道，觉得用力才有效，但也有人承受不了过重的力道。因此在按摩时，无论在手法或力道上，都有必须注意的地方：

1. 如果痛点在肌肉部位，按摩时必须控制力道，避免力气过重造成肌肉紧绷僵硬。

2. 切勿重按关节部位。因为痛点如果在关节，有可能是因为关节太紧或太松所造成。关节太松时，若加以按摩，会使其更松弛，反令情况恶化。因此不经过医师、物理治疗师判断，不要直接按摩关节部位，但可以按摩关节周边的肌肉，手法必须轻重得宜，以免刺激关节部位。

3. 急性发炎时不可按摩，应赶紧就医，冰敷或止痛。

4. 通常痛点经过按摩后，有可能更觉酸痛。酸痛时间甚至达到两三天之久，但当酸痛消除时，就会缓解舒畅。

辅助按摩器具

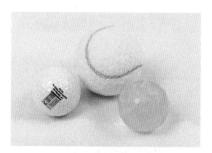

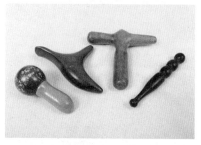

除了徒手按摩之外，一些适当的按摩器具，例如刮痧棒、跳跳球或高尔夫球、网球等等，都可协助按摩。

使用球类辅助器具，可通过揉压，在按摩时更深地触及受伤的肌肉位置。不过球类器具只能定点滚动，且压下去时只有垂直力量，因此适合处理肌肉痛点。因为垂直压力作用，使压着的地方暂时缺血，并改变神经讯号的传递，自然促进神经传导及血液流动，也会使紧绷的肌肉略微松弛。但这只是一种生理反射，若想要解决粘连问题，搓开两层筋膜，还需要徒手平行推揉，或以刮痧棒之类的器具去推开，才能真正解决问题。

为什么要做伸展运动

对肌肉紧绷处进行按摩之后，紧接着是做伸展运动。伸展运动的目的，是为了让原来在不正确使用下过于紧绷缩短或粘连的肌腱筋膜松弛伸展，恢复弹性。

如果单只做按摩而忽略伸展运动，松解开的肌腱与筋膜可能会因微小发炎而增生乱长，如此一来不止肌腱筋膜再次变紧，还可能会夹到神经。

因为不同的身体部位和不同的需求，需要做的伸展运动也不同。在后面的文章中，将根据躯体各部位的情况，分别说明各种适合进行的伸展运动。

为什么要做训练

在按摩与伸展运动后，受伤的部位逐渐恢复健康，然而痊愈并不是一切的终结，最后还要经过训练，才算完成全部治疗的过程。

所谓的训练是指"肌力训练"。因为在不正确姿势下，身体的部分肌肉缺乏活动或遭到不当的使用，逐渐失去力量，即使治好了软组织的损伤，但如果肌力不足，很快又会造成新的伤害，即使想回到正确姿势，但身体却无力支撑，所以需要加强肌力训练，找回肌肉失去的功能。

另一方面，有力的肌肉能够稳定关节，关节的稳定不仅可以防止退化，还能避免运动伤害的发生。

在训练肌力的同时，必须同时练习感知身体的每一处关节活动。

通常人们对于肌肉的控制与使用很有感觉，但却不太注意关节动作。事实上，关节动作也可以在有意识的练习下，通过肌肉控制开合。

从现在开始，有意识地去感觉我们的身体和平日的动作，经常抚触自己的身体，久了就能分辨"紧绷的肌肉"与"松弛的肌肉"两者之间的差异性，进而感知到哪一段关节动作有"卡卡的"感觉或活动时的不顺畅，成为一个能够觉察身体的人。

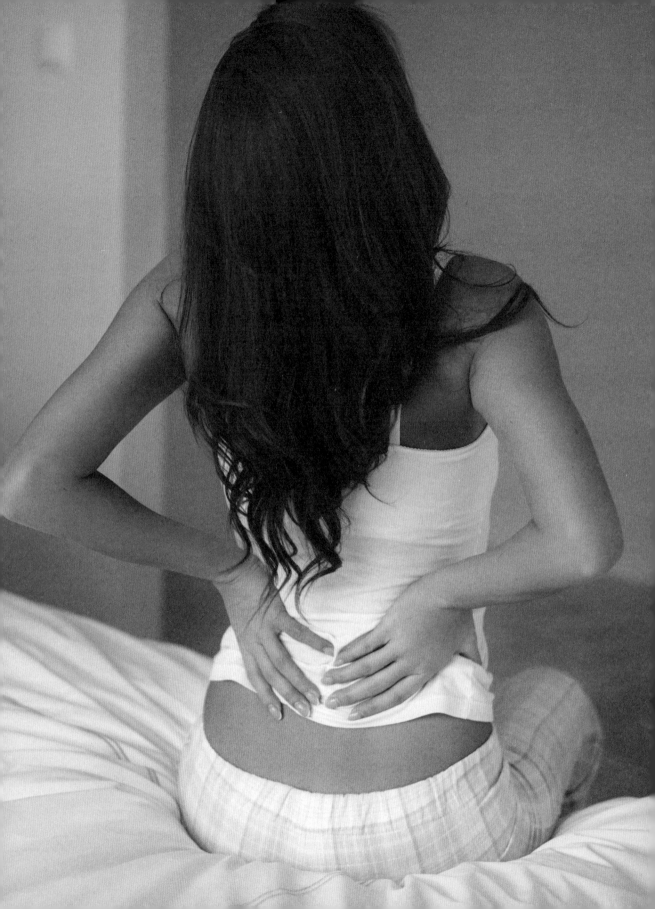

PART 2

解救酸痛的人生

——全身八大部位，哪里酸痛治哪里

经过姿势与活动度测试后，你应该能够判断身体到底哪里出了问题。

接下来，我们将身体分为八大部位，解析每个部位的状况与常见疼痛。建议你根据自己的需求，有针对性地进行按摩、伸展与训练，锻炼该部位的活动度与稳定性，从而彻底消除酸痛！

颈椎

因为 3C 产品的普及，颈椎疾病已成为年轻人的流行病症。头痛和落枕是颈椎疾病常见的症状，初期颈椎疾病是可以靠矫正姿势与按摩伸展自愈的。请注意你的颈椎健康，别让它成为无法逆转的病痛！

以往颈椎疾病多见于中老年人，但随着 3C 产品的普及，颈椎疾病已不再是中老年人的专利，开始流行于年轻人中。

你是不是经常觉得头痛、肩颈酸痛？抬头或低头时，颈后有种"卡卡的"感觉？你是不是担心自己的颈椎出了什么问题？

的确，如果你经常固定在同一个姿势（尤其是不良姿势），不仅会让颈部的压力倍增、肌肉紧绷，还会影响血液循环。

所以，想要恢复颈椎的健康，必须从注意姿势、运用正确的运动与伸展方式等方面下手，逐渐恢复颈椎肌肉的弹性，提升关节活动度，这样很快就能改善颈椎问题。

认识颈椎

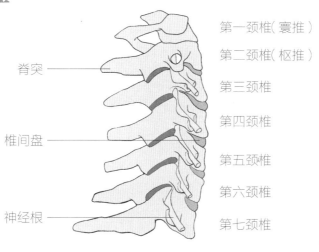

第一颈椎（寰椎）

第二颈椎（枢椎）

脊突

第三颈椎

第四颈椎

椎间盘

第五颈椎

第六颈椎

神经根

第七颈椎

颈椎构造

　　颈椎共有七节，第一二节构造比较特殊。第一颈椎呈现圆圆的环状，称为"寰椎"；第二颈椎呈上细下粗的圆锥形，因此又叫"枢椎"。寰椎与枢椎的活动度相当大，左右各可以转动40～50度，负责一半以上的颈椎旋转活动。

　　而第三节至第七节的颈椎，每节活动度都差不多，左右转动的幅度只有5～10度。

　　颈椎负担整个头部的重量，无论站姿或坐姿，当脖颈保持居中、视线看向正前方时，颈椎负担最小。但当人在使用计算机或手机时，头部容易前倾，重量完全落在颈椎上，从而对颈椎造成负担。长期如此，胸廓前倾，压力集中到第四节、第五节、第六节颈椎上，容易造成脊椎小面关节受损发炎、椎间盘突出、椎间孔狭窄等疾病。

　　长时间低头使用手机，牵动颈部后方的肌肉，容易引发第一节和第二节颈椎或枕骨肌群问题。另外交感神经汇集于颈椎，如果颈椎出问题，就常伴随出现头痛等状况。

常见的颈椎疼痛

引起颈椎疼痛的原因很多，但在临床上，最容易造成颈椎疼痛的原因，大多是神经压迫、椎间盘突出、椎间孔狭窄以及软组织发炎和心理因素。而这些问题的多数成因都来自于长期姿势不良或是运动不当。

另外，脊椎周边有很多大小肌肉、韧带、关节囊和神经等结构，统称为"软组织系统"。一旦软组织受刺激，除了发炎肿胀之外，还可能会反射疼痛传导到手部，症状类似于神经压迫。

无论是什么原因造成的疼痛，通常在诊疗时，医生都会以"退行性关节炎"或是"神经发炎"统称。但经过 X 线、磁共振或 CT 检查后发现，真正有退化状况或神经压迫的病患，未必会感觉到疼痛。

这也就是说，如果颈椎有问题，可以通过 X 线检查是否有骨刺或因姿势不良造成骨头增厚，但如果患者不感觉疼痛，就无须担心，因为这表示骨刺或骨头增厚的状况没有压迫到神经部位，不必特意处理。

颈椎椎间盘突出

从颈椎构造上来看，两个颈椎骨叠在一起，中间有一块椎间盘。椎间盘位于上下脊椎椎体中间，就像是软垫一般，具有缓冲、吸收冲击力的作用，可以保护日常生活中跑跳时对脊椎造成的伤害。

如果椎间盘退化或是因姿势不良造成磨损，髓核就会从裂缝中向外突出，甚至穿出椎间盘，这就是俗称的"椎间盘突出"。

大部分椎间盘突出的患者，保持躺下或低头的姿势会比较舒服，因为这两个姿势能避免神经受压迫而产生疼痛。

如果在保持低头或躺卧的情况下疼痛能够缓解，表示患者的椎间盘突出状况并不严重，神经根尚未严重发炎（压迫程度的轻重必须接受病理学检查才能正确判断）。情况尚属轻微者，可先尝试保守治疗，只要冰敷、休息，平常活动时记得保持正确的姿势，并做相关的肌肉、关节和神经松动的运动，持续三四个月时间，情况可慢慢恢复。

但如果患者不管做什么样的动作或姿势，都感觉严重疼痛，即使改变姿势也会引发疼痛，说明神经发炎已经很厉害，建议赶快就医，不要拖延。

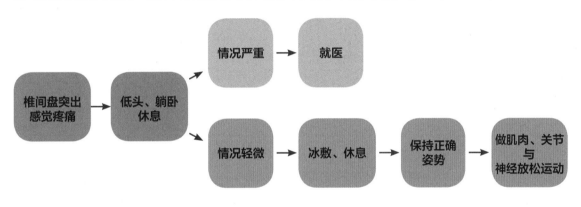

头痛、眩晕

头痛几乎是现代人的通病，许多人只要一感觉到头痛就立刻服止痛药，但如果深入追究，头痛经常是因为颈部关节和肌肉有问题而引起的，尤其是颈椎第一节、第二节和第三节的问题非常容易引起头痛。为什么呢？大多是因为姿势不良造成的，如前述以不良姿势使用计算机或是长期低头玩手机。

少部分人是因为血管压迫而引起症状。血管压迫源于椎动脉较狭窄，有这种病症的人，当头朝后仰或是左右扭转到底时，因为压迫到血管，导致一侧的血流减少40%～50%，因而引起不适。想要确认自己是否有血管较窄的问题，可以做 B 超或血管造影。

此外，头部后方与颈部相连有八条小肌肉，统称"枕骨下肌群"。这八条肌肉中因藏有许多感觉接收器，也很容易引起头痛。压迫到不同的肌肉时，疼痛反射区就不同。要缓解枕骨下肌群的不适，只要按摩和伸展松弛这几条肌肉，保持良好姿势，让肌肉不再紧绷，就可以治本。

颈部的问题经常导致头部筋膜紧绷、循环变差，连带影响内耳循环，造成眩晕。但眩晕可细分为颈部、内耳、小脑与血管问题，因此若有眩晕现象，最好先做鉴别诊断，再做改善的运动。

落枕

落枕是常见的毛病，在临床上经常可见患者因为枕头过高或过低，在睡眠时过度拉扯颈部，造成颈椎关节或韧带损伤发炎。惯性落枕的患者，可能颈椎和许多关节已经出了问题，所以只要睡到稍微不合适的枕头，就很容易因为拉扯而受伤。如果关节、肌肉的弹性很好，无论睡什么样的枕头都不大会出问题。

缓解落枕不适的处理方法，首先是冰敷，在落枕发生的 24 ~ 36 小时内长时间冰敷，并保持身体处于正确舒适的姿势，尽量不动落枕的患处，让它慢慢消炎。另外，利用市售的膏药，贴在最疼痛的点上，除了利于消炎，贴布也可以稳定患处，避免拉扯刺激。同时以不痛为原则，适当活动胸椎、肩关节等部位，可以松开紧绷、受伤的关节。

想要彻底解决落枕问题，必须要锻炼胸椎和肋骨的活动度，尤其是上胸椎，使其恢复足够的柔软度，避免过多压力累积在颈椎，容易造成颈椎受伤。

惯性落枕患者建议平时可以多多练习八段锦"左右开弓似射雕"一式（见45 页），强化上胸椎柔软度，有助于改善落枕的发生。

如何挑选枕头

对成人来说，枕头的支撑力度很重要。而每个人因为身体状况不同，对于枕头的高低所需也不同。在挑选枕头的时候，可以通过试躺以确认是否能够睡得舒服。

如果你不确定哪个高度最适合，有一个挑选枕头的小诀窍：准备几条毛巾，当试躺枕头时，利用垫高毛巾或抽掉毛巾调整高度，找到最适合的躺卧高度。

试躺的过程，必须侧睡、仰睡多角度测试，以确认不管是哪种躺卧方式，都能保证颈椎保持在正常的角度。

有些说法认为，不睡枕头比较健康。但这种说法不一定正确。人体的颈椎天生就有弧度，睡眠时必须通过枕头支撑颈椎与头部重量以避免受伤。对于长期习惯不睡枕头的人来说，不使用枕头对睡眠似乎没有影响，但如果已经习惯用枕头的人突然不用，就会因为缺乏支撑而容易造成颈椎负担。

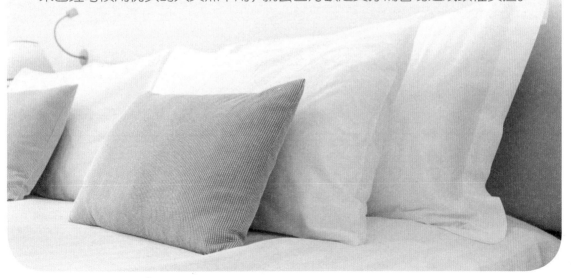

找回颈椎的活动度

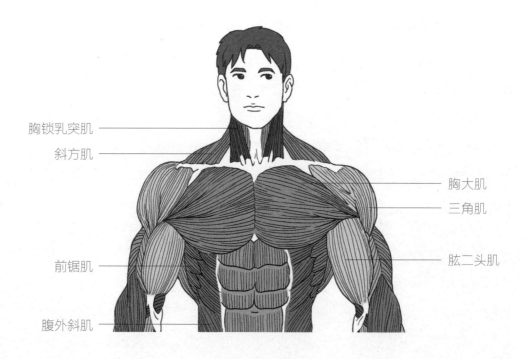

胸锁乳突肌 ——

斜方肌 ——

—— 胸大肌

—— 三角肌

前锯肌 ——

—— 肱二头肌

腹外斜肌 ——

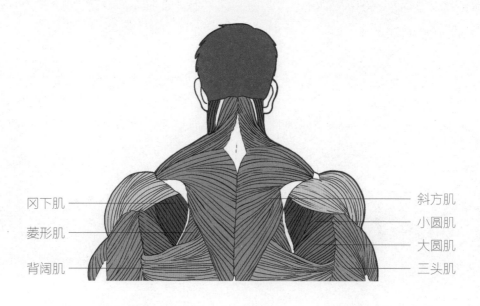

冈下肌 ——

—— 斜方肌

菱形肌 ——

—— 小圆肌

—— 大圆肌

背阔肌 ——

—— 三头肌

现代人多多少少都有颈椎问题，尤其长期使用电脑的人，颈椎负担大增，胸廓内缩，造成胸大肌与胸小肌紧缩，连带与颈肩相连的肌肉，如枕骨下肌群、提肩胛肌、斜方肌也一直被拉扯紧缩。

按摩

颈椎的酸痛按摩点，主要是胸大肌与胸小肌。按摩方式可用手按揉胸大肌部位，检查有无特别感觉到紧绷或疼痛的部位。如果有，将手停留在疼痛点上，按揉至松开缓解后，再做扩胸伸展运动。

胸小肌属深层肌肉，上面覆盖胸大肌，较难徒手检查，可以用手从腋下拨开胸大肌，向内侧按压，即可触摸到胸小肌。

针对胸部、腹部的按摩，建议纯粹以手部按压为主，避免使用按摩棒或按摩球，因为那样力道过重，会伤及肋骨。另外，按摩完成后，应该配合伸展活动，以达到最好的按摩效果。

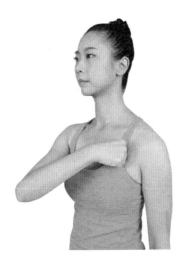
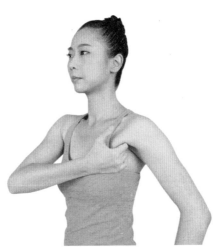
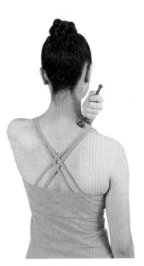

胸大肌按摩　　　　　　　胸小肌按摩　　　　　　　提肩胛肌按摩

伸展

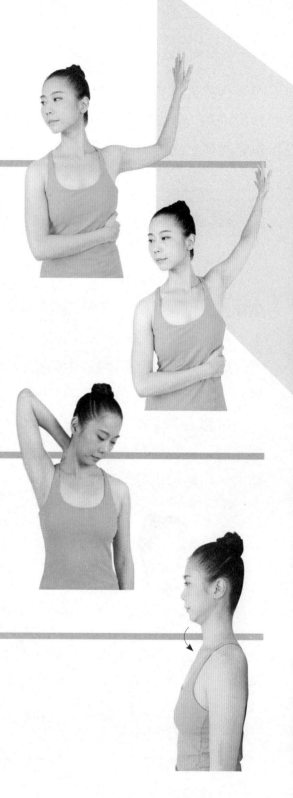

━ 胸大肌、胸小肌伸展 ━

1. 找一处平整墙面，手臂呈 90 度靠上，停 15 ～ 30 秒。注意只有手臂上举，保持身体其他肌肉不受影响。

2. 为避免肋骨翻出，侧胸上提，另一只手可以稍微扶着肋骨下方，将它收拢再伸展。

3. 如果将手再抬高一点，就能伸展胸小肌。

━ 提肩胛肌伸展 ━

1. 右手抬高放于颈后，颈向拉伸部位对侧转约 45 度。

2. 眼睛自然地向左下方注视，每次动作保持 10 ～ 15 秒，再换另一边。

━ 枕骨下肌群伸展 ━

1. 身体靠墙站立，保持颈部直立，不可弯曲。

2. 下巴轻轻往下点，如同点头动作，不可用力顶墙，感觉颈后微紧即可。

斜角肌伸展

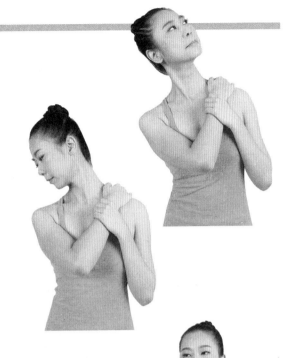

1. 单手或双手固定住拉伸部位的第一根肋骨，再将头侧弯到另外一侧。

2. 试着旋转头部，由右侧转至左侧，感受颈椎肌肉在何种角度较为紧绷。

3. 在最紧绷处停止转动，轻微拉伸头部，可保持这个姿势15 ~ 30秒。

4. 伸展时以不痛为原则，只能有些许的紧绷感，不可过度伸展，避免受伤。

上胸椎拉伸：八段锦"左右开弓似射雕"

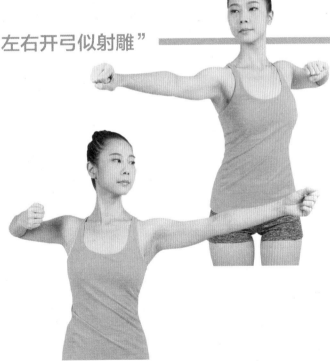

1. 含胸拔背，站立稳定。

2. 目视左方，左手如拉弓射箭一般向左边伸展，右手向右拉开。

3. 两手自然拉开，自然回收。

4. 全身放松，松一口气后，再换向右边做一遍，如此反复来回。

训练

背部肌肉训练

1. 在平坦的地面上俯卧，脚背和脚趾贴地。

2. 双手撑地，手肘以下平贴地面，双手与肩同宽，肩膀不可耸起。

3. 视线看前方，每次动作持续 10 ~ 15 秒，重复 10 次。

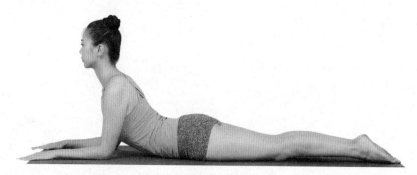

上斜方肌稳定训练

1. 站立，保持姿势端正，单手按住肩膀。

2. 肩膀向上微耸，轻轻后压，动作极轻微，是意念对肉体的控制，用以训练唤出斜方肌，并松开胸大肌、胸小肌和提肩胛肌。

3. 身体保持正直，头部向前轻点，但颈部保持不动。后脑勺有些微紧绷感，同样是意念对身体的控制。

4. 运动过程中，以手触摸确认颈部两侧的胸大肌、胸小肌和提肩胛肌没有出力。每次动作保持 10 ~ 15 秒，一天可做 5 ~ 10 次。

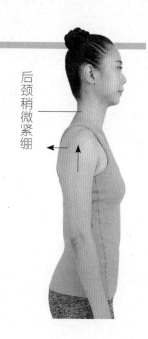

后颈稍微紧绷

46

瑜伽超人式训练

1. 采用四足跪姿，四肢着地，双手稳定支撑，保持收腹。

2. 右手与左脚抬起伸直，保持收腹，从肩至腰部保持水平。

3. 在保持身体平衡的状态下，手脚尽量伸展，停留 10 ~ 15 秒后，换对应手脚，一天做 3 ~ 5 次即可。

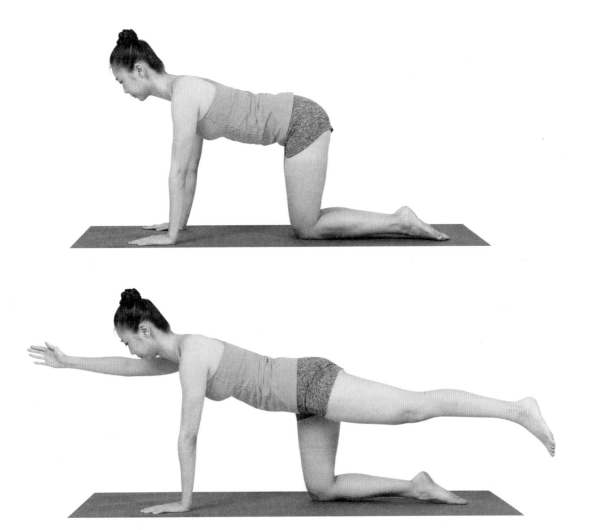

胸椎

你有过胸闷胸痛的经历吗？痛起来难受，但想要说清楚是哪一点疼痛，却讲不大出来。其实，胸椎的酸痛问题，都可以自愈解决！

胸椎是身体力学的重要支柱，上承接颈椎，下连接腰椎，外侧还有肋骨相连，应该属于脊椎中最稳定的一段。除非遭受外力撞击或是先天结构骨骼变形，胸椎的问题应该不多。但是临床中经常看到许多胸椎和肋骨问题，例如膏肓痛、因姿势不良而引发的胸廓筋膜紧绷、肌肉失衡。这一类酸痛问题，只要加以伸展、运动和保持正确姿势，就可以有所改善。

认识胸椎

胸椎共有 12 节，因为连接着保护重要脏器的肋骨，所以比颈椎和腰椎更稳定。肋骨共有 12 对，左右对称，第 1 对到第 7 对肋骨与胸椎相连，称为"真肋"；第 8 对到第 10 对肋骨则称为"假肋"，因为它们共享同一个肋软骨；第 11 对与第 12 对肋骨的前端游离于腹壁肌层，故又称"浮肋"。

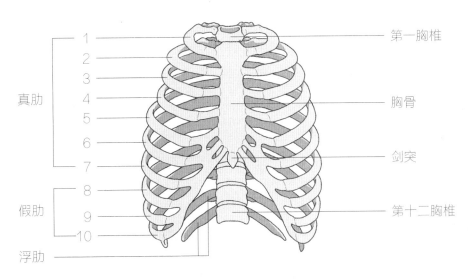

胸椎肋骨结构

以结构来说，胸椎第 1 节上连颈椎，第 11 节和第 12 节下连腰椎，皆属于过渡性关节，也是力学角度改变的地方，最容易出状况。此外，胸椎关节旁虽有韧带保护，但可能因为姿势不良，导致胸椎和肋骨被不当张力拉扯造成不稳定现象，如长期不良的姿势使得胸椎某一节经常受到弯折，那一节的胸椎与相连肋骨就容易损伤。

还有常见的膏肓痛，也是因为低头做事或看手机，时常弯折第 4 胸椎和肋骨，周边肌肉紧绷，产生酸痛。

第 6 根肋骨下方也很容易感到疼痛，因为上面 6 根肋骨有胸大肌相连，但第 6 根肋骨之下则没有，因此过度紧绷或弯折，容易出问题。常见的疼痛位置大约在乳房正中央下缘，女性穿着内衣的位置。如果这处地方容易感觉疼痛，可以加以按摩，揉松它，以避免太过紧绷影响了身体的活动度。

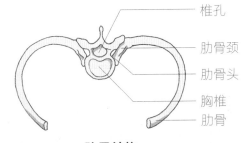

肋骨结构

胸椎关节	学名	常见酸痛与原因
第一、二胸椎	真肋	上连颈椎，过渡性关节，容易损伤，造成酸痛
第三胸椎		
第四胸椎		因为低头做事或使用手机，造成周边肌肉紧绷，产生酸痛
第五胸椎		
第六胸椎		缺乏胸大肌保护，容易过度紧绷或弯折，感觉疼痛
第七胸椎		身体的中轴，易生膏肓痛
第八、九、十胸椎	假肋	
第十一、十二胸椎	浮肋	下连腰椎，过渡性关节，容易损伤，造成酸痛

常见的胸椎疼痛

膏肓痛

　　膏肓痛是常见的毛病，主要是姿势不良又使用过度，导致肩胛骨和胸口周边肌群紧绷。处理方式是先把周边的筋膜推开、伸展，然后适当休息，日常作息时保持正确姿势，情况就会改善。

　　另外，胸肋关节若因姿势不良，不在正确的位置上，而包覆它的肌肉筋膜和韧带等软组织也被不当拉扯甚至发炎，肌肉又为了保护受损组织而挛缩，恶性循环之下也会产生膏肓痛。如果此时只单纯施以肌肉按摩，患者会因为短暂的松弛而感觉缓解，但过不多久又会疼痛，因为真正造成疼痛的原因并非只有肌肉紧绷，还有其他关节和软组织的问题没有解决，所以疼痛不会消失。如果有膏肓痛，需要确认问题究竟来自于何处，才能真正解决。

在处理膏肓痛时，倘若问题出在关节不稳定上，只要以贴布固定，就可暂时稳住松动的关节，改善疼痛。但若要彻底解决膏肓痛，病患必须锻炼胸肋关节的稳定性。

此外，有的膏肓痛是由于颈椎第 6 节、第 7 节、第 8 节神经节的传导疼痛。判断的方法，可请患者扭转颈部，如果感觉脖颈部位不舒服，明显有种牵扯到背部的感觉，再加做神经张力测试，若为阳性反应，就可能是颈椎神经传导疼痛。但由于病根是出在颈椎，所以必须回头去处理颈椎的问题才能彻底消除疼痛。

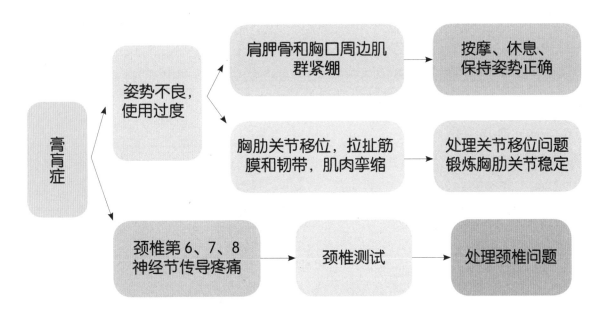

膏肓症的判断与处理

胸闷、呼吸不顺、手麻

你是不是有胸闷、呼吸不顺畅的状况？严重一点，甚至会有手麻无力的现象？其实这种状况，很有可能跟呼吸方式有关。

人类分分秒秒都在呼吸，如果不说，很少有人会发现，其实呼吸方式也有区别，分为"胸式呼吸"与"腹式呼吸"两种。

胸式呼吸，顾名思义主要使用到胸部。吸气时，胸腔上下起伏，空气大多进入了肺脏的上半部。

而腹式呼吸主要使用的是腹部，因此吸气时，腹部会凸起，而吐气时则自然凹下。

胸式呼吸和腹式呼吸，都是一种呼吸方式，但是胸式呼吸时因为上胸部隆起，吸气的时候，颈部肌肉容易将胸椎和肋骨往上提，长期如此呼吸，容易造成上胸肌肉紧绷，形成胸外廓症候群。而且当肋骨上提，锁骨下沉时，容易压到臂神经丛，因此会有手麻、手无力的状况，如果压迫到血管，就会造成血液循环不良。

当胸廓肌肉过于紧绷，腹部肌肉也会连带被过度拉扯。但人在行动的时候，

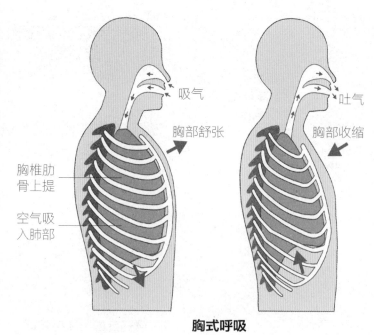

吸气
胸部舒张

吐气
胸部收缩

胸椎肋骨上提

空气吸入肺部

胸式呼吸

经常需要使用到腹部肌肉，如果腹部肌肉无法适当收缩稳定，可能会拉伤腰椎部位。而紧绷的筋膜包覆肋骨，就会出现胸闷、呼吸不顺的症状。

什么样的人会使用胸式呼吸呢？根据调查，女性占了大多数。另外，处于极大压力下的人，也容易使用胸式呼吸。因此如果你有胸闷、呼吸不顺、手麻、手无力等症状，或者你是胸外廓症候群患者，都建议练习腹式呼吸方式，以减缓、改善身体不适的现象。

心口灼热疼痛

很多罹患胃食道逆流的患者，胸部正中央经常会感到紧迫、胸闷，甚至疼痛，尤其是按压时，疼痛感觉更为明显。有些患者怀疑自己是心脏疾病，但真正心脏问题引起的疼痛不只会传导到心口位置，可能还会向上发生，如脖子、牙齿等部位。

那么，为什么胃食道逆流的人，胸口会感到疼痛，甚至按压时疼痛感觉更明显？因为胃食道逆流疼痛时，胃液上逆，刺激了贲门口附近组织，引起发炎，四周肌肉想要保护肠胃，于是紧缩。所以只要把胸口周边的肌肉按摩推松，就能暂时缓解紧绷造成的疼痛。

通常内脏引发的疼痛，徒手难以触摸到痛点，患者只会感觉肉体深处有闷痛感。许多患者除了内脏疼痛之外，内脏周边肌肉也会因此产生痛感，这是因为肌肉想要保护脏器而紧缩的缘故。

前胸闷痛

坐姿不良、经常背负太沉重的东西，或健身时不小心拉伤，都可能造成肋骨关节挫伤或周边肌肉软组织发炎。当发炎时，最常见的症状是胸闷疼痛，严重的还会引起呼吸疼痛或喘不过气来的现象。

想要检测肋骨部位是否有问题，可通过深呼吸测试：深呼吸时，将气吸饱，再吐干净。人体吸气时，肋骨会展开，吐气到底又会缩回来。如果吸不上气或是气吐不出去，过程中有疼痛感，代表肋骨部位可能有问题。

此外，也可用咳嗽方式判断，如果一咳嗽就痛，就可能表示肋骨有状况。

肋骨部位受伤，可通过胸部及肋骨肌肉伸展运动来改善胸闷的状况。肋骨发炎者只要多休息、注意姿势、少背重物，数周内就可自行康复。但康复后必须坚持做胸部及肋骨肌肉伸展和运动，这才是根本解决之道。

脊椎侧弯

什么是脊椎侧弯呢？从人体背面来看，正常的脊椎是笔直的一条直线，但罹患脊椎侧弯的患者，脊椎会向左侧或右侧偏，呈 C 型或是 S 型。严重脊椎侧弯的患者，有可能会因为挤压到心肺、肠胃，或是肋骨活动受限，导致心肺或肠胃功能表现较差。

脊椎侧弯的产生原因很难判断，但有一部分是先天脊椎结构畸形所造成。容易恶化的时期，大概是在青春期拔高阶段，所以父母们要多留意 10～16 岁的孩子的身体发育状况。

过了青春期，生长板愈合后，脊椎侧弯便不太会再发生严重恶化。但经常姿势不良，也会形成脊椎侧弯，尤其是长时间站姿、坐姿不良的人，如喜欢斜躺着看电视、站或坐时重心放在单脚，都很容易出现脊椎侧弯。

根据侧弯的程度，脊椎侧弯分成三级，分别是 20 度、40 度与 60 度。一般超过 40 度的侧弯，严重影响美观与生活，需要接受手术矫正。而轻微的脊椎侧弯可通过运动来矫正，只要记得在站和坐时保持正确姿势，便可渐渐改善。

找回胸椎的活动度

　　无论是胸闷、膏肓痛，只要松弛筋膜就能有所改善。想要找回胸椎的活动度，胸部周边的肌肉一定要先放松。

　　为什么现代人胸部周遭肌肉容易紧绷呢？主要原因在于走路姿势不佳，常有驼背现象，而且因为大量使用手机，习惯性低头，导致前胸的肌肉缩短而背部的肌肉过度伸长，所以造成各种胸闷和背痛的问题。

　　如果想要彻底改善胸闷、背痛的问题，除了要保持前胸后背肌肉的弹性之外，还要辅以正确的呼吸方法，这样状况一定会有所好转。

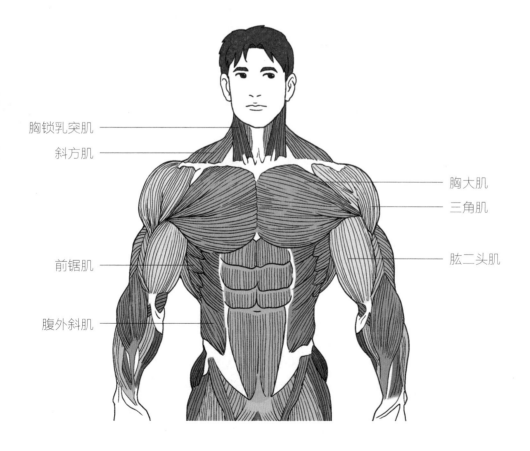

胸锁乳突肌

斜方肌

胸大肌

三角肌

前锯肌

肱二头肌

腹外斜肌

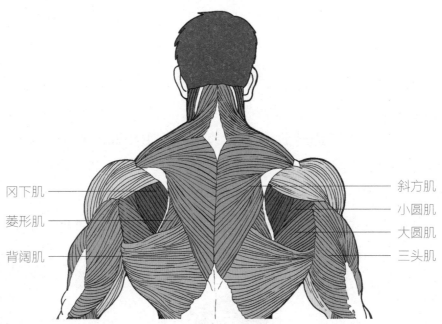

冈下肌
菱形肌
背阔肌

斜方肌
小圆肌
大圆肌
三头肌

按摩

　　以手按揉胸大肌部位，检查有无特别感觉到紧绷或疼痛的部位。如果有，将手停留在疼痛点上，按揉至松开、缓解后，再做扩胸伸展运动。

　　胸小肌属深层肌肉，上面覆盖着胸大肌，较难徒手检查，可以用手从腋下拨开胸大肌，向内侧按压，即可触摸到胸小肌。

　　胸大肌、胸小肌的按摩，建议徒手按压，避免使用按摩球或按摩棒，过度用力反而容易伤害到肋骨。而斜角肌、提肩胛肌部位，可以使用按摩棒等按压，较能深入肌肉。按摩完成后，应该配合伸展活动，以达到最好的按摩效果。

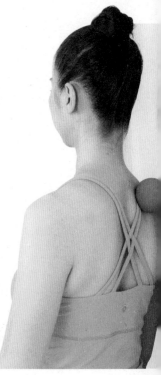

伸展

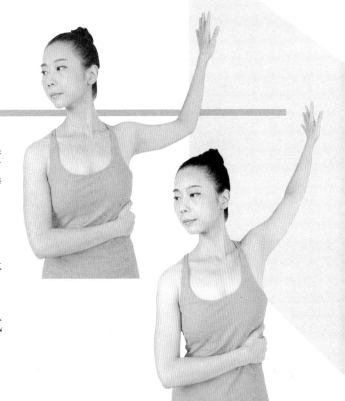

胸大肌、胸小肌伸展

1. 找一处平整墙面，手臂呈 90 度靠上，停 15 ～ 30 秒。注意只有手臂上举，保持身体其他肌肉不受影响。

2. 为避免肋骨翻出，侧胸上提，另一只手可以稍微扶着肋骨下方，将它收拢再伸展。

3. 如果将手再抬高一点，就完成胸小肌伸展。

胸小肌伸展

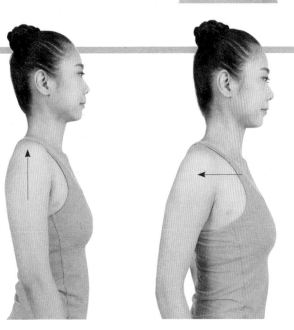

1. 双肩耸起，平移向后挺起。

2. 肩膀不可下坠，收住肋骨下缘与小腹，感觉到胸小肌部位有些微紧绷，甚至有手麻的感觉，表示拉伸到胸小肌了。

━━ 腹式呼吸练习 ━━

1. 身体躺平，一手按着肚子，想象肚子是一个气囊。

2. 轻松且缓慢地深吸一口气，肚子如气囊般鼓起。

3. 慢慢吐气，很轻松不用力，尽量吐干净，肚子慢慢消气。如此反复多次。

4. 呼吸过程中，肚脐上方的肌肉应保持柔软，如果肌肉很硬，表示呼吸方式错误，此时用到的是腹直肌而不是腹横肌。

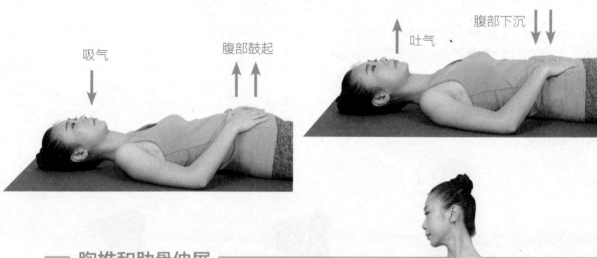

━━ 胸椎和肋骨伸展 ━━

1. 准备一张靠背椅，椅背高度不超过运动者坐下时的肩胛骨高度。

2. 坐下后，右手手臂扶靠椅背，侧转身体向右，左手扶住右膝，以帮助旋转。

3. 保持侧身 15 ~ 30 秒，回到本位，再转向左侧，如此反复来回。

4. 侧转身时，感受身体的动作，尽量把胸廓拉开。收小腹，不可凸出。

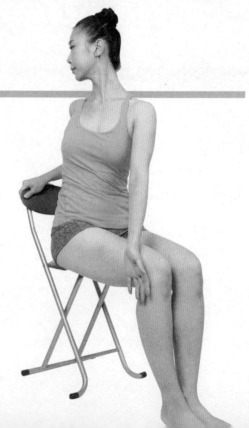

▬ 胸椎拉伸：八段锦"调理脾胃臂单举"

1. 保持全身放松，自然站立，两脚分开与肩同宽。

2. 两手手指自然舒展，从腹前开始。右掌掌心向上，提到头顶上，抬头注视右掌，左掌下压仿佛按地。

3. 右手臂伸直，朝外侧缓缓放下，头部放松，手向下垂，吐一口气，再换左手，如此反复。

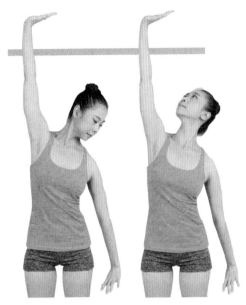

训练

▬ 瑜伽猫式训练

1. 采用四足跪姿，膝盖打开，与臀部同宽。

2. 手臂伸直撑地，吸气时微抬头看天花板，背部反弓下沉，停留15～30秒。

3. 吐气时背部向上拱起，腹部向内收缩，头往下看，停留15～30秒，然后放松。

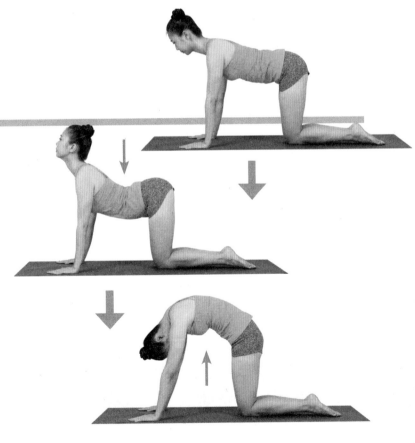

瑜伽超人式训练

1. 采用四足跪姿，四肢着地，双手稳定支撑，保持收腹。

2. 右手与左脚抬起伸直，保持收腹，从肩至腰部保持水平。

3. 在保持身体平衡的状态下，手脚尽量伸展，停留 10 ~ 15 秒后，换另一侧手脚，一天做 3 ~ 5 次即可。

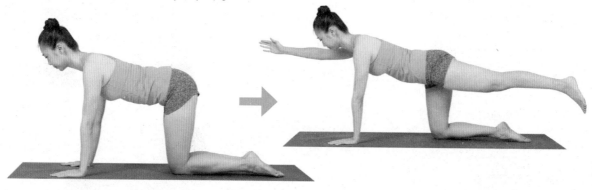

背部下斜方肌训练

1. 俯卧在地，双手平放于地，贴于耳朵两侧，成为"V"字型。

2. 一手朝后上方抬起，保持 10 ~ 15 秒，重复 10 次，换另一只手练习。

3. 如果手部抬起时感觉疼痛，可从肩膀往后抬起。

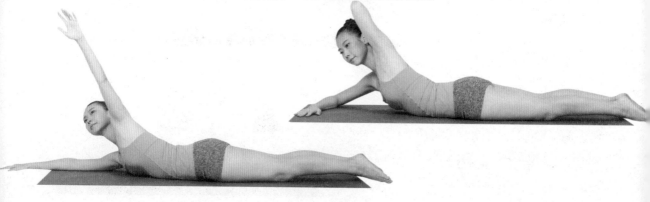

肩部

肩关节是人体活动度最大、最灵活的球窝关节，构造复杂，上衔颈椎，下接胸椎。因此一旦肩部受伤，会连带影响人体上半身的活动。在日常生活中，姿势正确、肌力正常，才能确保肩关节的健康！

肩关节是人体活动度最大的关节，无论是身体的旋转，还是双手的活动，都与肩关节活动度有关。但因为活动多，肩膀经常处于疲劳状态，日积月累之下，容易发生各种问题，不仅会造成疼痛，更有甚者，活动范围也受到限制，影响日常生活。

肩关节受伤的人，动作会受到诸多限制。你是否有双手无法举高，或是弯肘向后时，手臂却"卡卡的"？很多这一类的毛病看似不严重，但却很难治疗痊愈。因为肩膀构造复杂，牵扯的肌肉众多，一旦受伤时间过久，会造成许多肌肉代偿作用。不过，虽然肩关节复杂，但保护的原理与其他部位一样，只要姿势正确，关节等部位处于正确的位置，恢复肌肉的平衡，并把肌力练好，问题就可迎刃而解。

认识肩关节

一般提到肩关节，通常指"肩盂肱骨关节"，简称盂肱关节，它是人体活动度最大、最灵活的球窝关节，可以多方向自由转动。

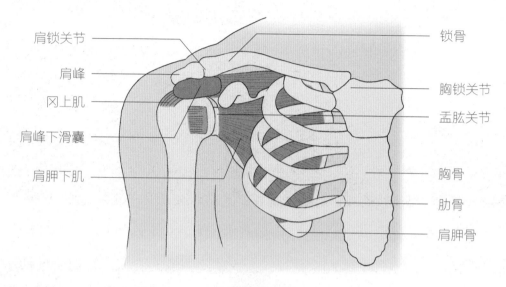

肩锁关节　　　　　　　　　　　　　　　　锁骨
肩峰
冈上肌　　　　　　　　　　　　　　　　胸锁关节
　　　　　　　　　　　　　　　　　　　盂肱关节
肩峰下滑囊
肩胛下肌　　　　　　　　　　　　　　　　胸骨
　　　　　　　　　　　　　　　　　　　肋骨
　　　　　　　　　　　　　　　　　　　肩胛骨

肩关节结构

　　肩关节虽然是最灵活的关节，却也是结构上较不稳定的关节，因活动度太大，所以需要周边众多肌肉与韧带撑住，如果某条肌肉出问题，就会影响肩关节的稳定性与正常活动。

　　除了盂肱关节之外，肩关节还可细分为肩锁关节、胸锁关节、肩胛胸壁假性关节。

　　综上所述，肩关节总共有四个关节组成，每个关节又都有韧带、滑囊、肌肉等软组织支撑与保护。因此肩膀一旦有问题，要想找出问题是出在哪个关节、哪个软组织上，有一定的复杂性。除此之外，因为颈椎或胸椎太紧，也可能导致肩膀活动上的困难，所以更增添了判别的难度。

　　常见的肩关节问题，多表现在盂肱关节不稳定。盂肱关节因为活动度大，所以很容易脱位，带动周边肌肉不正常拉扯，时间一久，自然出现状况。肩关节的四大关节之间互相联动影响，任何一处关节出了问题，都会造成肩部的疼痛，只是最常表现在盂肱关节上。

再加上现代人因为驼背、用计算机时姿势不正确或运动不当，肩关节长期处于不正常中而不自知，无形中提高了受伤风险。可能动作力度稍微大一点，比如拉个行李或抛个球，就受伤了。因此建议日常活动时要保持正确姿势，让关节保持在最轻松的位置，肌肉也保持该有的柔韧度，以降低肩膀受伤的概率。

常见的肩膀疼痛

夹挤症候群

当你想拿书架上的书，高举手臂时，发觉有点疼痛；跟小孩玩丢球游戏时，手臂感到不适；伸手拿裤子后面口袋里的东西时，痛感更强烈；那么你有可能得了夹挤症候群。

夹挤症候群全称是"肩峰下夹挤症候群"。肩膀顶部称为肩峰，下方与手臂肱骨连接处有个通道，如果关节角度不对，加上过度使用，导致摩擦肌腱，便产生夹挤疼痛。初期的疼痛不太明显，但时间一久，形成肌腱慢性发炎、粘连等问题。可通过按摩、松弛等方式来减轻粘连状况，并训练肩部肌群稳定肩关节，确保肩关节在正确的位置上活动。

肱二头肌肌腱炎

当用手按压肩膀前侧或是手臂出力时，如果感到上臂剧烈疼痛，就有可能是肱二头肌肌腱发炎。肱二头肌是提供手臂力量的重要肌肉，无论运动还是搬重物、提东西时都少不了要用到它。因使用频繁，所以容易受伤，受伤原因多来自于扭伤或劳损。扭伤是因为力量超过肌腱所能承受的极限，劳损则是因为不正确使用的时间太长而造成累积性伤害。

此外，驼背是造成肱二头肌肌腱发炎的最大原因。驼背的人长期肩膀内缩，时间久了，肱骨头就不在正确的位置上，因此只要举手活动，手臂肱二头肌就会被挤压、摩擦，长期下来容易发炎，产生疼痛。

近年来，因习惯性肩膀疼痛来就诊的人，几乎都是因为肱骨头往前跑而造成肱二头肌肌腱炎，这也说明肱骨关节不稳定的人越来越多。处理方式是让肱骨头回到原来的位置，如果软组织已粘连，一样要先按摩、推松。若关节活动度变差，要先恢复关节活动度，使肱骨回到正确位置，再做些稳定肩关节的运动，可有效改善肩膀长期疼痛问题。

肩袖炎

"肩袖"就是旋转肌群，其中包含了肩胛下肌、冈上肌、冈下肌、小圆肌四条肌肉，是肩膀第二层的肌肉群。因为像袖子一样，将肱骨牢牢包住，所以又被简称为"旋转袖"。肩袖与表层的三角肌、前锯肌配合，肩膀便可以做出各种角度的活动。

肩袖的问题多发生在 40～60 岁，因为肌肉磨损，造成增生，形成所谓的骨刺。若长期过度使用或是处在不正确姿势下，就容易造成发炎。其治疗方式着重于活动度的重建，主要包括肌力训练以及肩关节稳定度训练。

肩周炎

肩周炎形成的原因很多，有的是因为外伤，有的是因为肌腱夹挤久了，慢慢变成肩周炎。另外还有天生的不明原因，肩关节在一定年龄后慢慢出现粘连。

肩周炎一般好发于 45 ~ 65 岁，但近年来肩周炎好发年龄层有越来越年轻化的趋势。通常是外力引起的物理性伤害，例如姿势不良慢慢造成肌腱炎，或健身时关节夹挤发炎没有好好处理，最后形成肩周炎。

通常肩周炎症状以外旋受限最严重，外展其次，内旋最后，符合这种状况者，才会判定是肩周炎。

肩周炎发作过程有 3 ~ 5 个月，如果放着不处理它，一两年后可能会自然痊愈，但即使痊愈，某些活动角度仍可能受限，造成生活上的不便。如果想彻底痊愈，就必须积极做伸展运动，并养成保持良好姿势的习惯。

胸锁关节疼痛

胸锁关节位于锁骨与胸骨的连接处，近年来相关的病痛越来越多，原因是平板电脑与手机普及，患者使用时间过长导致。

为什么计算机太小会影响到我们的锁骨呢？在平板电脑与手机流行之前，台式电脑的屏幕比较大，键盘也较宽，人们在使用时，胸廓展开，所以不常见到胸锁关节疼痛问题。

但平板电脑与手机屏幕面积小，使用者多以手捧操作，导致上半身前倾、肩膀手臂内夹，挤压胸锁关节，因此造成肩锁关节、胸锁关节的负担。另外，手机使用者经常低头，导致脖子两侧的肌肉随之拉紧，锁骨关节持续向上提拉，久而久之，关节便出问题。

为了避免罹患胸锁关节疾病，常看手机或使用平板电脑的人，记得缩下巴，以防止脖子肌肉被拉紧，同时打开胸，注意不要耸肩也不可让肩膀过度下垂。平常也可试着按压锁骨附近，检查有无感觉特别酸痛的地方。如果有，表示该处肌肉紧绷，可以轻轻按摩，把肌肉推松，并加强相应位置的肌肉训练。

找回肩膀的活动度

　　肩膀虽然牵涉太多关节与肌肉，但大部分问题还是跟肌肉无力或肌肉过于紧绷有关。除非先天结构异常或是严重外力致使关节结构受损，否则不管肩关节哪里有问题，只要经常做以下的按摩、伸展与训练动作，就可以解决肩痛的问题。

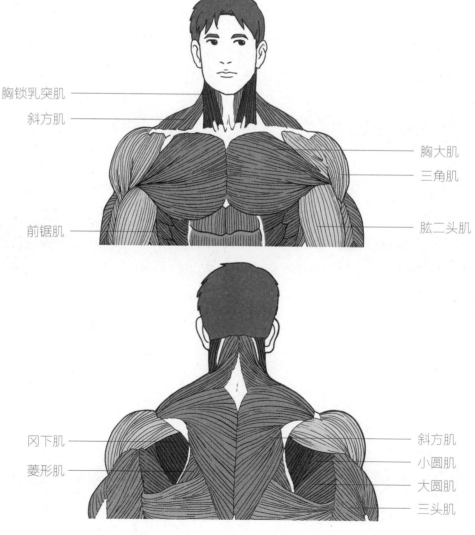

按摩

　　用手按揉胸大肌部位，检查有无特别感觉到紧绷或疼痛的部位。如果有，将手停留在疼痛点上，按揉至松开、缓解后，再做扩胸伸展运动。

　　胸小肌属深层肌肉，上面覆盖着胸大肌，较难徒手检查，可以用手从腋下拨开胸大肌，向内侧按压，即可触摸到胸小肌。

　　另外，可以用手按压揉捏胸锁乳突肌部位。

　　胸大肌、胸小肌部位建议徒手按压，避免使用按摩球或按摩棒，因为过度用力反而会伤害肋骨。

　　提肩胛肌部分，可使用按摩棒按压，较能深入肌肉；大圆肌与冈下肌部位，可用手或按摩球贴壁按压，较能感觉得到。按摩完成后，应该配合伸展活动，以达到最好的按摩效果。

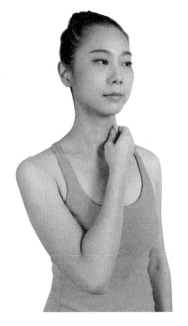 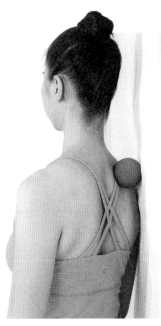 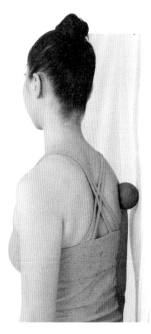

胸锁乳突肌按摩　　　　**提肩胛肌按摩**　　　　**冈下肌、大小圆肌按摩**

伸展

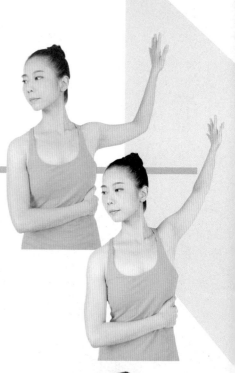

■ 胸大肌、胸小肌伸展 ■

1. 找一处平整墙面，手臂呈 90 度靠上， 停 15 ~ 30 秒。注意只有手臂上举，保持身体其他肌肉不受影响。

2. 为避免肋骨翻出，侧胸上提，另一只手可以稍微扶着肋骨下方，将它收拢再伸展。

3. 如果将手再抬高一点，就能伸展到胸小肌。

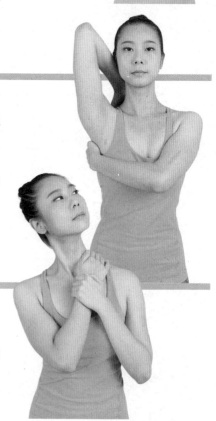

■ 大圆肌伸展 ■

1. 双脚微开，与臀部同宽。单手抬起，向上反折。

2. 左手按住右肩胛骨外缘处，防止向外突出。右手向上举起，手肘提起，手指处碰后背。

■ 胸锁乳突肌伸展 ■

1. 双手按压一侧锁骨头。

2. 头部侧向另一侧，朝斜后方倒去，伸展胸锁乳突肌。

3. 保持 15 ~ 30 秒后，换另一侧伸展。

━ 斜角肌伸展

1. 单手或双手固定住拉伸部位的第一肋骨，再将头侧弯到另外一侧。

2. 试着旋转头部，由右侧转至左侧，感受颈椎肌肉在何种角度较为紧绷。

3. 在最紧绷处停止转动，轻微拉伸头部，可保持这个姿势 15 ~ 30 秒。

4. 伸展时以不痛为原则，只能有些许的紧绷感，不可过度伸展，避免受伤。

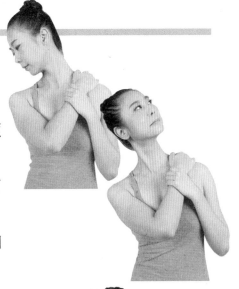

━ 提肩胛肌伸展

1. 右手抬高放于颈后，颈向拉伸部位对侧转约 45 度。

2. 眼自然向下方注视，每次动作保持 10 ~ 15 秒，再换另一边伸展。

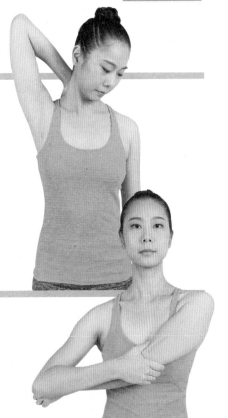

━ 冈下肌伸展

1. 一只手抱住另一只手手肘，向内拉扯。

2. 注意不是拉扯肩膀，而是拉扯冈下肌位置。冈下肌会因为拉扯力道而感觉到有些微紧绷。

3. 保持 15 ~ 30 秒后，换另一边伸展。

训练

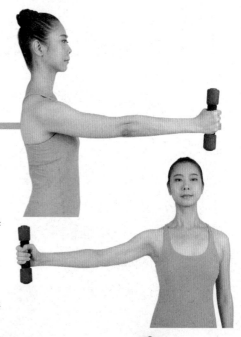

━ 哑铃训练 ━

1. 手臂挺直往前慢慢举起，只用手臂的力量，避免肩膀随之耸起。

2. 手臂抬高到与肩膀平行时停住，保持10 ~ 15秒，再慢慢放下，换另一只手再做。

3. 正面与侧面都要做，一天约做10次。

4. 哑铃重量可自己控制，等稳定后再渐渐加重。

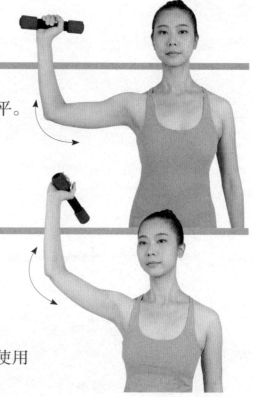

━ 后三角肌训练 ━

1. 手举哑铃，大臂外展90度与肩膀齐平。

2. 手举哑铃，前臂作外旋至平肩。

3. 重复20 ~ 25次。

━ 肩胛下肌训练 ━

1. 手举哑铃，大臂外展90度。

2. 前臂外展，与地板垂直。

3. 如招财猫般，手臂小幅度摆动。

4. 初期练习时，哑铃重量要轻，避免使用到的肌肉不正确。

手部

手部的损伤主要是高尔夫球肘和网球肘。近年来，因为手机、平板电脑的流行，长时间打字也会对双手造成伤害。双手的功能无可替代，保护你的双手，避免劳损！

我们对双手的依赖程度，比起身体其他任何部位都要高。如果你感觉到双手有些动作不顺或是隐约有疼痛感，不妨立刻检查，开始手部的训练与伸展运动，避免因过度劳损而让宝贵的双手失能。

认识手部

手的结构复杂而精细，有众多关节。若以关节部位来区分，可分为手肘、手腕与手指掌。

手肘是由三块骨头构成的铰链关节，只能朝一个方向运动，主要只有前屈与后伸动作。手肘的上部，是上臂骨，属于肱骨末端，下部是并排的桡骨与尺骨，也就是下臂骨。关节周边由软骨、肌肉和肌腱包围，以提供支撑，也让我们的手可以轻松活动。

手腕靠八块腕骨便可做出屈曲、伸展、内收、外展及旋转的动作。我们常说的腕关节是由八块骨头中的舟状骨、月骨、三角骨和手臂桡骨所构成。

至于手指与手掌则关节众多，一根手指头有远程指关节、近端指关节与

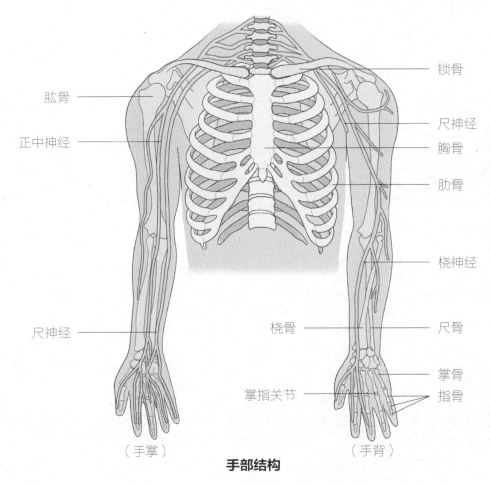

肱骨

正中神经

锁骨

尺神经

胸骨

肋骨

桡神经

尺神经

桡骨

尺骨

掌骨

掌指关节

指骨

（手掌）

（手背）

手部结构

掌指关节。

　　双手哪里容易出问题呢？当手肘关节没有在正确位置或是状态不稳定时，骨头会因为相互摩擦而造成关节炎，不仅骨头表面受损，周边软组织也容易发炎，导致疼痛。

　　此外，因为手臂汇集许多神经，如正中神经、尺神经、桡神经等，可能会因为神经压迫致使手部不适与酸麻，而神经压迫又与颈椎压迫或是肩膀肌肉筋膜的传导痛有关，所以当手腕与手肘疼痛时，要追查源头，必须从手一路查到肩膀、脖子，才能找出真正病因，彻底解决问题。

常见的手部疼痛

双手因为关节多、韧带也多，所以比较常见的病痛多是神经或是关节韧带问题。例如常见的高尔夫球肘、网球肘等，均与关节、韧带、肌腱有关，而腕管综合征、手麻、手酸之类的疼痛，大多与神经压迫有关系。

高尔夫球肘、网球肘

高尔夫球肘与网球肘这两种病，并非常打高尔夫球或网球的人才会发生。只要是经常用前臂或手腕作业并伴有旋转动作的人，如厨师、木工、水电工，甚至家庭主妇、电脑工作者等，都是好发人群。

疼痛发生的原因，在于手肘的内侧与外侧分别有两个凸点，称为内上髁、外上髁，当过度使用或扭伤拉扯时，会造成内上髁、外上髁与肌腱反复摩擦，导致发炎，影响手部功能，或是来自颈部关节或神经发炎导致手臂酸痛。这两种疾病，当发炎不适的部位在外侧时，称为网球肘；发炎不适的部位在内侧时，则称为高尔夫球肘。

患者疼痛时，应急的治疗方式是先采取冰敷，减轻发炎，待肿胀消除后再采取热敷。此时为避免肘部软组织粘连，应多活动关节，等消炎后，多训练前臂的肌力，或活动伸展颈部神经管道改善神经传导痛。

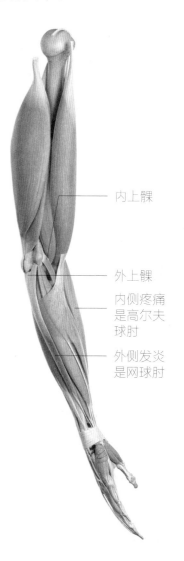

内上髁

外上髁

内侧疼痛是高尔夫球肘

外侧发炎是网球肘

神经压迫

手指麻痹、手臂酸麻的感觉，每个人多少都有过，但如果发生次数频繁或是持续太久，臂神经受压迫的可能性就很大。

什么是臂神经受压迫呢？手臂上有三条主要神经通过，分别是正中神经、尺神经与桡神经。这三条神经均来自颈椎，从颈椎一路向下延伸到手指，只要其中任何一段受到压迫或受伤，都可能引起手部的麻木。神经压迫的症状可通过保持良好的姿势和神经松动运动，同时配合肌肉按摩和伸展改善。

腱鞘囊肿

腱鞘囊肿是生在手腕附近的瘤状物，产生原因是过度使用腱鞘，例如打字员或长期搬运重物的人，容易好发此病。

目前常见的治疗方式有两种，一种是休息、固定、消炎等保守治疗，另一种是开刀积极治疗。但如果不改变错误的姿势，即使痊愈后还很有可能会再复发。

腕管综合征

正中神经会穿过腕管，延伸到指尖，所以发生外伤或做家务时，如腕骨位置不对，周围韧带就会被拉紧，引起软组织肿胀、滑液囊发炎，压迫到正中神经，形成腕管综合征。

约有 20% 的腕管综合征患者，是因为怀孕时体质改变，软组织肿胀，因而压迫正中神经造成的。

患有腕管综合征的人，拇指、食指和中指特别容易有麻木或刺痛感，严重者整只手臂都会感到麻木与刺痛，甚至睡到一半被麻痛感惊醒，这是因为正中神经与拇指、食指及中指的感觉有关。

治疗方式除常做正中神经松动运动外，另外必须做手部和颈部按摩调节与伸展动作。如果严重影响生活作息，也可选择手术减压治疗。

三角纤维软骨损伤

三角纤维软骨位于手腕关节靠近小指处，由一群韧带及纤维软骨组成，受伤原因主要是因为急性外力造成，如跌倒时用手腕撑地。另外，近年来随着3C产品以及手游游戏的普及，使用者在玩游戏时因姿势不良，三角纤维软骨被频频摩擦，造成腕关节负担而受伤。

为了预防三角纤维软骨损伤，一般日常活动中，建议多做腕部与前臂的伸展运动，并注意保持正确的姿势。

妈妈手

妈妈手的正式名称为"狭窄性肌腱滑膜炎"，发作时的主要表征是大拇指根部的疼痛或肿胀。形成原因通常是大拇指不当的反复用力过度，例如洗衣服、扭毛巾，或是母亲怀抱婴儿时，为了托住孩子的头部，手腕过度弯曲、大拇指过度外展，造成肌腱与骨头摩擦，长期下来就出现发炎肿胀的现象。

妈妈手并非是母亲的专利，只要长时间使用拇指的人，都是高发人群，例如经常打字或握笔的文字工作者、常端着托盘的服务生、常用拇指玩手机的手游爱好者等。

急性发作患者，可通过药物减轻疼痛，并暂时戴上护具，避免患部活动。慢性发炎者可局部按摩患处，时常缓慢伸展并转动手腕，以活动避免粘连，再者增强肌肉稳定力量，并正确使用手腕，避免继续伤害，才能根治。

手指关节炎与关节伤害

近年来，手指关节炎的患者越来越多，他们都有一个共同点：常用手机或平板电脑打字。打字时，指尖敲打在屏幕上，缺乏缓冲，于是反作用力直接作用在关节上。所以长期使用 3C 产品者，只要哪一个手指关节脆弱，就容易从哪一处关节开始出问题。

解决之道除了减少使用平板电脑或手机之外，打字时也可以改变动作，从敲打改成轻按，如此不容易伤害到手指关节。

另外，通过手部小肌肉的训练，强化肌肉力量，可以逐渐缓解手部关节的疼痛。

找回双手的活动度

通常手部不适的患者，会尽量让双手休息，避免过度使用，或借助护具保护伤处。除了休息，建议在不痛的情况下，尽量做一些屈曲与伸展动作，才不会造成软组织粘连，因为一旦发生粘连现象，就需要更长的时间复原。

如果已经粘连者，必须要先将粘连部位的组织推松，再慢慢做伸展与训练动作。

由于手部的不适与神经有相当的关系，肌肉紧绷也会压迫到神经，因此除了按摩肌肉、伸展活动、消除水肿、增进循环之外，也要做神经松动的运动，避免神经压迫，造成粘连。

按摩

完整的手部按摩方式，可以从肩膀以下，沿着三角肌、肱二头肌向下，延伸到掌间、指间的位置，可以利用按摩棒、按摩球等工具，轻轻按压。

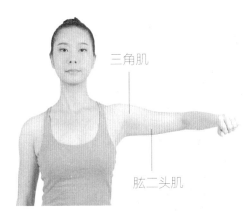

按摩方式如同其他部位，只要触摸到紧绷或疼痛点，就按压该处，直到揉开结节，疼痛缓解为止。

手部按摩比较着重于手肘内侧外侧的内上髁、外上髁等部位。按摩完成后，应该配合伸展活动，以达到最好的按摩效果。

伸展

正中神经伸展

1. 肩膀向外外展，一只手的手肘、手腕伸直，手心朝外。

2. 头往同一侧侧弯，动作以不疼痛为原则。

3. 另一只手的手肘屈曲。

4. 每边伸展 10 次，一日 2 回。

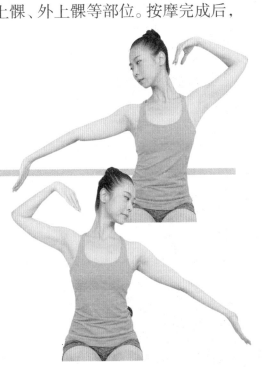

=== 尺神经伸展 ===

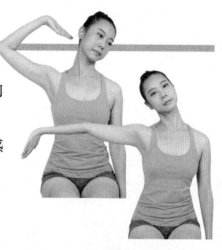

1. 一侧手臂向外伸展，手肘弯曲，掌心朝向脸颊，手指垂下。

2. 手心贴着脸颊，头往另一侧侧弯，直到感觉无名指、小指有些微酸麻和神经拉紧的感觉。

3. 伸直手肘，头回正中位置，放松神经。

4. 每边伸展 10 次，一日 2 回。

=== 桡神经伸展 ===

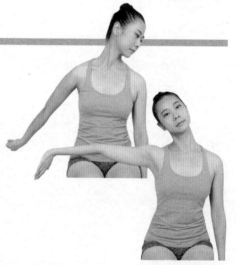

1. 手肘伸直，大拇指包在四指内握拳。

2. 手臂内旋，握拳的手心朝向天花板，头往另一侧侧弯，直到感觉手背及拇指侧面有些微酸麻、神经拉紧的感觉。

3. 手肘翻转，手指打开放松，头回正中位置，让神经放松。

4. 每边伸展 10 次，一日 2 回。

训练

手部小肌肉训练

转球训练：手握双球，在掌中流畅运转。这个训练可锻炼手部小肌肉。

捏球训练：选择网球或弹力塑料球等较有柔软度、大小适中的球体，握在掌中，常常揉捏按压，锻炼手指指力。

腰椎

你可知道，在日常生活的各种姿势中，对腰椎负担最大的就是坐姿。以往腰痛的都是年长者，但现代社会人们的工作与生活形态发生转变，在伏案工作和坐姿不良的双重影响下，腰痛者逐渐有年轻化的趋势。

常听人说："我的腰快断了！"

腰痛是现代人常见的毛病，有些人是短期急症，有些人长年备受困扰。腰痛之所以如此普遍，与现代人的生活方式大有关系。

许多腰椎疾病患者，都以为疼痛是"突然"发生的。但其实腰椎疾病除非外力受伤，否则都是长期累积的问题，尤其是久坐、久站或走远路就腰痛、弯腰拿个东西就急性腰部扭伤的人，腰部健康早就亮起了红灯。

腰椎的伤害经常出于姿势不良。轻微患者或年龄较小的患者，虽然偶尔感觉疼痛，但经常一觉醒来腰痛就不治而愈。很多人会以为"不痛就是病好了"，但这并非是好转，而是因为年轻，身体恢复力较强，或者因为轻微发炎，适当休息能够缓解症状，所以状况转好。但实际上腰椎损伤是持续性的累积，如果不改变错误姿势、不训练腰腹部肌力，很快就会变成长期的腰痛患者。所以，即使你还年轻，没有明显症状，也应该注意腰部酸痛的问题，赶紧站起来，找回腰椎的正常活动度吧！

认识腰椎

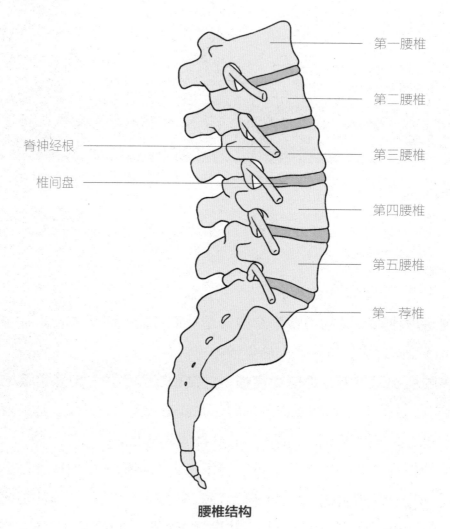

脊神经根

椎间盘

第一腰椎

第二腰椎

第三腰椎

第四腰椎

第五腰椎

第一荐椎

腰椎结构

　　腰椎的上面是胸椎，有肋骨保护，所以比较稳定；腰椎下面的臀部则肌肉大又多，也比较稳定。相比之下，共有五节的腰椎，虽比起颈椎与胸椎少，但却是身体最大也最坚实的支撑。以脊椎受力程度来说，腰椎和荐椎所承受的力量最大，它们可承受的压力，是颈椎的 50 倍以上。

腰椎哪里最容易出状况

腰椎之所以柔软，主要是因为它负责人体前弯、后仰与少许旋转动作。然而就结构而言，前弯应该是由脊椎和髋关节负责，但现代人通常因为久坐，缺乏运动，髋关节过紧，腹肌很弱，背肌无力，于是弯腰时都习惯从腰椎下弯，使得腰椎极易受伤。

人在躺着的时候，腰椎承受的压力最小，站姿次之，而坐姿所造成的压力最大。

如果坐时再加上前倾，如使用电脑的姿势，会造成站姿时的近2倍的压力，因此久坐的上班族即使没有疼痛的感觉，也要多注意腰椎的问题。

最糟的是弯腰提重物，这个动作对腰椎的压力，是站姿时的4.5倍。

腰椎最常出问题的地方是第一节、第四节和第五节。

为什么腰椎第一节经常出现问题呢？因为这是胸椎过渡到腰椎的部位，脊椎关节方向改变，承受的压力最大。

同样腰椎第四节和第五节的部位，也是关节结构转变，从腰椎转换到荐椎的关键部位，也常受伤。

腰椎疼痛的问题，在诊断判别上难度较高。因为人体的反射痛很难判定，经常向下移动，譬如腰椎第二节的疼痛，时常反射到腹股沟，造成患者的感觉与实际受伤位置有误差。

另外，有的疼痛不是腰椎疼痛，而是肌肉或软组织发炎伴随的疼痛。腰部肌肉多，如腰方肌、多裂肌、竖脊肌、最长肌等等，肌肉与肌肉的接点容易因为摩擦形成疼痛点，也会造成判断上的误差。而肠胃的反射疼痛，也容易让患者误判，例如肾脏、大肠、阑尾或妇科疾病的疼痛，在感觉上，时常与腰疼混淆。

要如何判断到底是腰椎疼痛还是其他脏器或肌肉的疼痛呢？有一个简单的方法：如果是肌肉的疼痛，在被动改变姿势时，不易有痛感，但主动出力时疼痛加剧。如果无论主动、被动姿势改变，痛感都加剧，可能是腰部关节的问题。至于脏器不适，因为发炎或疼痛造成所有筋膜绷紧，连带影响腰部肌肉不适，因此判断时必须注意到底是脏器疾病还是腰椎受伤，若有疑虑，还是就诊评估较好。

疼痛状况	疼痛判断
主动出力时较有痛感，被动改变姿势时不大痛	肌肉
主动姿势、被动姿势改变，痛感都加剧	腰部关节
腰部肌肉不适	腰椎或脏器疾病、发炎

常见的腰椎疼痛

椎间盘突出

"椎间盘突出"这个病，可以说是忙碌的现代人的常见疾病。当腰部过度使用，加上姿势不良，如长期久坐，身体前倾，很容易使椎间盘变形，造成椎间盘突出。

许多人以为椎间盘突出就是"长骨刺"，但骨刺与椎间盘突出不同。

骨刺不是严重的毛病，它是骨头或软组织的修补、硬化与增生，多长在小面关节，只要不压迫到神经，便不会造成疼痛，也不需要特别治疗。我们身上都会有可能发现骨刺的存在。

而椎间盘突出较严重。从椎间盘的结构来看，外围是纤维环，中间是髓核，纤维环最外面一层才有神经，所以椎间盘如果只突出一点点，通常人不会有感觉，要等到突出来碰到最外面的纤维层时才会有感觉。所以如果没有疼痛问题，不需要治疗，但一定要矫正错误的姿势，否则放任下去，可能会造成脊椎滑脱。

当患者感觉到疼痛，表示中间的髓核已压迫到外层，刺激神经，髓核液如果粘连到神经或硬膜，有可能产生其他问题。

预防椎间盘突出，最有效的方法就是保持良好的姿势，避免以错误的姿势搬抬重物。同时，练强腰椎肌肉，保护腰椎。

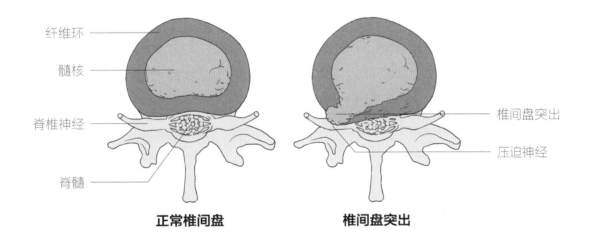

纤维环
髓核
脊椎神经
脊髓
正常椎间盘

椎间盘突出
压迫神经
椎间盘突出

椎间孔狭窄

如果平常走路感觉到腰部疼痛，寸步难行，坐下稍微休息后感觉恢复了，但站起来走动又开始疼痛，那么你可能有椎间孔狭窄的问题。这种走路的状况称为"间歇性跛行"，是椎间孔狭窄的一大特征。

　　为什么会有椎间孔狭窄的问题呢？因为随着年龄变大，椎间盘里面的含水量会剩 60% 左右，水分变少，椎间盘自然就随之变扁了。另外，体重太重或是原本结构上椎孔就比较窄小的人，当椎间盘变扁之后，自然会压迫到神经，引起不适。

　　症状轻微的人，应避免经常久坐、弯腰造成椎间盘和组织损伤，不舒服时可卧床休息，并要积极进行腹部和腰背部核心肌肉的训练。病情严重的患者，如果已经造成感觉异常和肌肉无力等问题，就需要进一步评估是否需要手术治疗。

脊椎滑脱

　　当上下两节的脊椎因外力而位移，往前滑出，就是脊椎滑脱。脊椎滑脱最常见的症状是背痛，可能单侧疼痛，也可能两侧都疼痛。如果痛感自背部延伸至下肢，感到麻痹，有可能是脊椎的神经根也受到压迫。

　　脊椎滑脱原本常见于背部需长期伸展的运动员，如体操、舞蹈、撑竿跳等选手，但近年来越来越多的患者是因为坐姿与站姿不良而造成脊椎滑脱。

　　大部分的脊椎滑脱患者不需要开刀，只要适当休息、强化腹部核心，把腹横肌、多裂肌、旋转肌练强，靠深层小肌肉稳住关节，3 ~ 6 个月会有改善。

急性腰扭伤

　　急性腰扭伤即俗称的"闪到腰"，原因跟落枕很像，说明关节早就有问题，可能身体有些部分的活动度不佳，或平常姿势不对，造成关节负担太大，因此一个姿势不对就会产生扭伤。

很多患者一次闪到腰，后续就容易反复扭伤，这是因为腰椎受过伤后，周边小肌肉萎缩，腹横肌的反应延迟。

腹横肌的存在，主要作用是保护我们的脊椎，且只要大脑有动作的念头出现，腹横肌自然就会准备反应，例如当你有想要站起来的念头时，在还没动前，腹部肌肉就会先收缩出力，目的是要稳住关节不晃动，以免受伤。这是人体天生的保护机制。但肌肉如果受伤太久，机制遭到破坏，当念头生出，稳定性肌肉却有所延迟，反应变慢，不会马上动，腰部不稳定的人便容易因此受伤，这也是为什么闪到腰的人会一再复发的原因之一。

身体其他关节的周边肌肉也是一样，譬如有习惯性脚踝扭伤的人，多是因为肌肉本体感觉丧失，反应不及时。因此，如果要避免再度扭伤，除了改正姿势外，还要训练核心肌肉和肌肉关节的本体感觉。

找回腰椎活动度

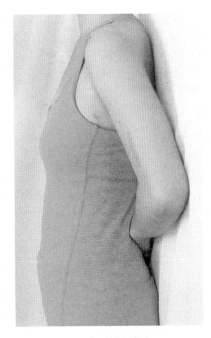

腰椎有一个自然的弧度，但弧度太大或太小都容易造成腰部伤害。

怎样的腰椎弧度才是正常的呢？有一个简单的方法可以测试：躺卧或靠墙站立，将手伸到腰后，如果手可以轻轻碰触到腰部，表示正常；如果觉得腰背将手压得太紧，或手与腰椎之间有过多空隙，即表示腰椎弧度不正常。

腰痛不难解决，只要把腹部核心练紧、背肌练强，让姿势回位，腰椎弧度自然正常。如果腹肌有力，还能产生腹内压，这就像是一件

腰椎弧度测试

天然的束腰，可以保护腰椎。

腰椎的运动多以训练为主，主要锻炼腹横肌和多裂肌。但这两种属于深层肌肉，并不好察觉、练习，所以可以先从训练腹式呼吸开始。

腹式呼吸的过程可以自然诱发腹横肌，有助深层肌肉的训练。如果腹式呼吸练不好，也可以先用凯格尔运动取代。

另外值得注意的是，一般人腰痛，通常会去骨科或康复科做腰椎牵引。牵引是为了把椎关节拉开，反复放松肌肉后再拉大，改善血液灌流，有助于去除肌肉的紧绷和伸展关节。但如果做腰椎牵引的同时没有辅以稳定性肌肉的训练，牵引效果其实有限，不能完全解决疼痛。

按摩

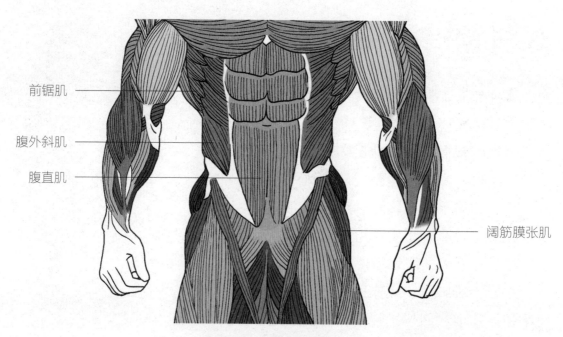

前锯肌

腹外斜肌

腹直肌

阔筋膜张肌

腰部相关肌肉（正面）

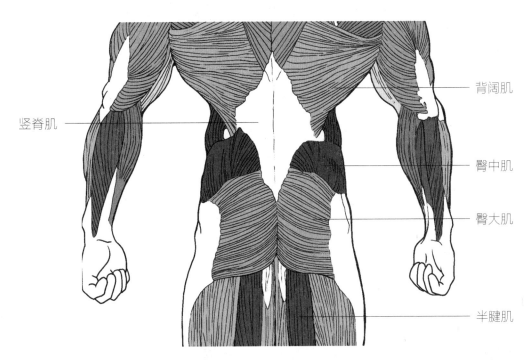

竖脊肌

背阔肌

臀中肌

臀大肌

半腱肌

腰部相关肌肉（反面）

　　腰部是上身与下身的交界，腰部如果出问题，原因未必完全出在腰本身，通常与胸椎、胸廓或臀部太紧绷有关，同时也可能是大腿肌肉过于紧绷或坐姿不良导致。因此腰部按摩时，除了照顾到前述提及的胸部肌肉群外，同时必须增加髋关节和大腿肌肉的按摩。

　　简单来说，用按摩球靠着墙壁，将脊椎两侧、臀部前后所有肌肉都按压过，找出疼痛的部位，轻轻按压 30 ~ 90 秒，直至疼痛减轻或消失为止。按摩完成后，应该配合伸展活动，以达到最好的按摩效果。

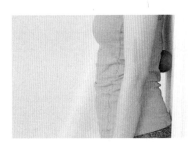

竖脊肌或腰方肌按摩

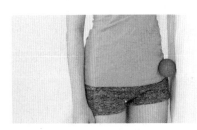

阔筋膜张肌按摩

伸展

━ 腹式呼吸练习

1. 身体躺平，一手按着肚子，想象肚子是一个气囊。

2. 轻松且缓慢地深吸一口气，肚子如气囊般鼓起。

3. 慢慢吐气，很轻松不用力，尽量吐干净，肚子慢慢消气。如此反复多次。

4. 呼吸过程中，肚脐上方的肌肉应保持柔软，如果肌肉很硬，表示呼吸方式错误，此时启动的是腹直肌而不是腹横肌。

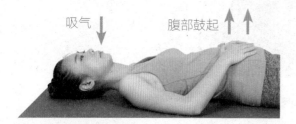
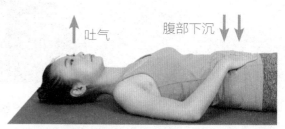

训练

━ 腹横肌训练

1. 站姿或坐姿、躺姿皆可，想象身上穿了一件紧身的牛仔裤，自然缩腹。

2. 不是用吸气方式缩腹，而是自然用腹部肌肉内缩，不必过度用力，避免腹直肌出力。

3. 过程中保持小口呼吸，不憋气。每次保持 10 秒，渐渐放松。每日 10 次。

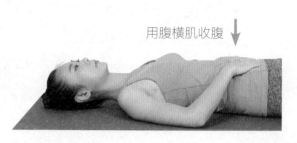

多裂肌训练

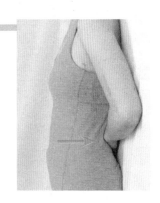

1. 双手握拳，用拳眼顶着背后脊突旁边多裂肌的位置，同时保持身体其他部位不动。

2. 将腰椎的肌肉鼓起，肚子自然收缩，往下微顶拳眼。

3. 每次保持约 10 秒，每日 10 次。

凯格尔提肛运动

1. 站着或躺在床上皆可，双腿屈起，足底踏地。

2. 肛门往上提收，像憋住尿意一样，然后放松。反复进行约 10 次。

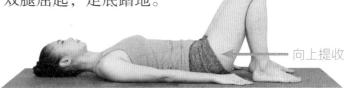

向上提收

瑜伽超人式训练

1. 采用四足跪姿，四肢着地，双手稳定支撑，保持收腹。

2. 右手与左脚抬起伸直，保持收腹，从肩至腰部保持水平。

3. 在保持身体平衡的状态下，手脚尽量伸展，停留 10 ~ 15 秒后，换另一侧手脚，一天做 3 ~ 5 次即可。

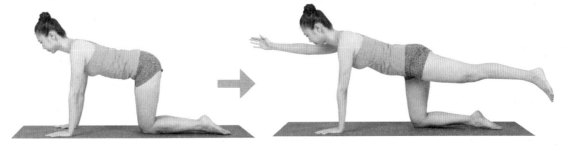

骨盆与髋关节

人体肌肉有70%集中在下半身，常言道："老化从下半身开始。"可见大腿与臀部的肌肉格外重要。与大腿、臀部力量相关的是骨盆与髋关节。近年来，骨盆调整、骨盆操等养生运动盛行，可见骨盆对健康的影响之大。

中老年人常见的闪到腰、膝盖痛，其实都跟髋关节有关。髋部骨折更是银发族的致命伤，只要一不小心跌倒，极可能导致髋部骨折。据统计，近年来，每年接受髋关节置换手术的患者增长率达17%，且有逐年增加的趋势。因此，及早知道正确的骨盆与髋关节保养方式，不仅保护下半身，也保障下半生。

认识骨盆与髋关节

骨盆由荐椎、尾骨、坐骨和左右两块髋骨及其韧带连接而成，包含了荐髂关节与髋关节。当我们站立时，骨盆会稍微向前倾斜，女性的倾斜角度比男性稍大，女性骨盆也比较短而宽阔，以利于分娩。

髋骨为人体腰部的骨骼，共左右两块。幼年时，髋骨分为髂骨、坐骨和耻骨以及软骨连接。成年后，它们之间的软骨会骨化，成为一个整体，即髋骨。髋关节位于大腿骨与骨盆交界处，属于人体活动角度比较大的杵臼关节，负责站立、步行、上下楼以及许多日常活动。

荐髂关节连接荐椎与髂骨，是脊椎与骨盆之间的连接，属于微动关节，相对较稳定，另外有一层层的韧带保护，可协助身体的滑动、倾斜和旋转，并吸收反作用力，以减少腰椎受伤。

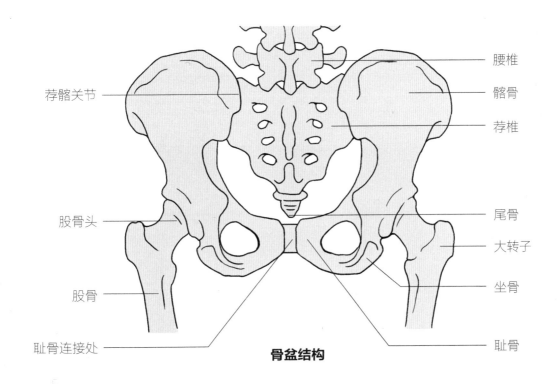

骨盆结构

荐髂关节

股骨头

股骨

耻骨连接处

腰椎

髂骨

荐椎

尾骨

大转子

坐骨

耻骨

骨盆与髋关节哪里最容易出问题

骨盆

正常的骨盆应该是左右对称，但在诊疗时经常见到骨盆左右两边高低歪斜。

骨盆会歪斜的原因，可能是天生结构问题，如先天的长短腿；也可能是两边的肌肉不平衡；还可能是长期坐姿、站姿不良，时间久了造成的长短腿或脊椎侧弯。

骨盆骶髂关节测试

如果觉得自己骨盆有问题，想知道自己是否有骨盆骶髂关节障碍，可以自行在家做简单测试，方法如下：

1. 平躺，单脚平放，另一腿向上平举30 ~ 40度，停住10 ~ 20秒，之后换脚。

2. 如果明显感觉某一腿举起时较无力、很吃力或疼痛，说明那一侧的骨盆有问题，可能骨盆歪斜。如果两边感觉差不多，则骨盆角度应该是正常的。

3. 若感觉两腿的力量不平均，可进行更进一步的测试：平躺并将双手分别放在髋部，从髋关节上缘把骨盆往内压，屁股稍微夹紧，再试一次分别抬腿。如果觉得双腿用力较为平均，则可能是骨盆骶髂关节有问题；若仍感觉有差异，则应考虑骶髂关节以外的病变。

髋关节

髋关节属杵臼关节，可360度旋转。最常见的问题是髋关节没有正确地待在髋臼窝里，形成不稳定现象。造成不稳定的原因，可能来自于大腿前侧肌群太紧，也可能是臀部后侧的肌群太紧，无论哪一边过紧，都容易将骨头拉歪，使关节不在对的位置上。

髋关节不稳定也容易造成退化性关节炎，因为关节部位每走一步路就摩擦一次，最终发生病变。如有这种情况，只要调整走路姿势，让髋关节回到正确的位置就可改善症状。

髋关节也会有类似肩周炎的状态，因关节囊挛缩，使髋关节的活动角度受限。

健康
小叮咛

髋关节测试

髋关节疼痛有两种可能，一种是前侧肌肉（股四头肌）紧绷，导致疼痛，另一种是髋关节不稳定，不在正确的位置上。要想测试到底是哪种原因导致的疼痛，可以用以下两种测试方法进行确认：

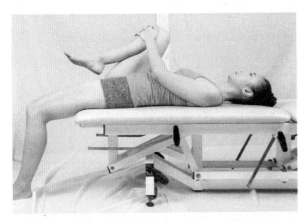

股四头肌测试

1. 仰躺在床或桌面上，小腿垂直在床外。

2. 右腿屈起，贴近腹部。

3. 原本垂直地面的左腿如果会被带动往上抬起，代表股四头肌太紧，造成髋关节紧绷。若左腿并没有被带动，表示股四头肌柔软度正常。

4. 换腿测试。

髋关节稳定度测试

1. 仰躺于地，双腿屈曲，膝盖往外自然打开。

2. 如果鼠蹊部有疼痛感，表示股骨头可能不在髋关节内的正确位置上。

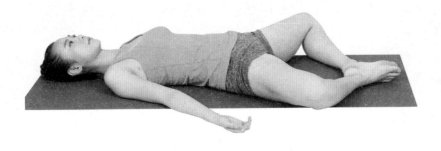

常见的骨盆与髋关节疼痛

骨盆痛

许多怀孕末期或刚生产过的女性会有骨盆痛的问题，因为怀孕后期身体分泌松弛素，本意是使骨盆韧带松弛，以利生产。但韧带松弛的结果导致无法固定关节，造成骨盆不稳定，故怀孕末期或生产后的女性容易感到骨盆疼痛。不过，如果没在骨盆找到确切的痛点，也有可能是其他部位的不适所带来的反射疼痛。

虽然女性骨盆构造与男性不同，生产前后会发生变化，容易有骨盆问题，但主要原因还是保护骨盆的肌力不足。所以要想避免骨盆疼痛，平常应锻炼相关肌肉的力量。

骨盆歪斜

习惯跷脚而坐或是喜欢把重心压在单脚长期站立的人，容易出现骨盆歪斜。

另外，从髋关节连到荐椎底下的梨状肌，如果太过紧绷，会使荐椎前倾，影响骨盆，连带导致臀大肌无力，造成骨盆不稳定。

因为肌肉无力，所以骨盆不稳定，经常移位。如果要稳定骨盆，就必须训练周边肌肉群，使之能够有力支撑、保护骨盆。

强直性脊柱炎

强直性脊柱炎好发于 20 ~ 40 岁的男性，是一种免疫系统疾病。通常发病会从荐椎开始，症状是早晨起来有 30 分钟左右的"晨僵"，关节出现僵硬感，活动度差，之后逐渐恢复正常。此外，眼睛伴随出现虹膜炎症状。

只要早期发现，强直性脊柱炎几乎都可以稳定控制病情。目前通过抽血检查即可验出是否患病，因此如果有上述症状，建议赶紧查血，在关节没有遭到破坏之前，通过药物控制，定期复诊追踪，均能保持较好的状态。

坐骨神经痛

坐骨神经是由腰椎第四节和第五节、荐椎第一节和第二节共四条神经所合成的神经，由腰部一直延伸至脚部。腰椎椎间盘突出、腰荐椎长骨刺、臀部梨状肌损伤等等，均可能压迫到这四条神经根而引起坐骨神经痛。

其症状为刺痛或像放电般一阵一阵地痛，且多为单侧性。

另外，有一种假性坐骨神经痛，医学名称为"梨状肌综合征"。它不是腰椎神经根被压到发炎，而是肌肉问题导致。多数罹患梨状肌综合征的患者，主要是因为长期坐姿不良或不在正确姿势下过度运动，导致梨状肌拉扯紧绷，压住坐骨神经，或是肌肉和神经因发炎而粘连在一起，一拉扯就会感觉疼痛。

无论是坐骨神经痛还是梨状肌综合征，处理方法都很相似，先按摩，把肌肉按松，将粘连推开，再加强肌力，调整姿势就可恢复。

另外，扁平足患者也容易因过度拉扯臀部肌肉而造成发炎，成为梨状肌综合征患者。要想解决疼痛问题，必须把腿部和足部肌肉也练起来，才能明显地改善症状。

尾骨痛

尾骨痛有多种可能，例如跌倒时伤到尾骨，甚至有人在坐车时，因为道路过于颠簸而伤及尾骨；也有人是因为坐姿不良致使尾骨受伤，例如习惯抱着双脚坐的人，因为尾骨一直顶着椅子而发炎；还有类似驼背的"圆背"姿势久坐，也容易把尾骨顶伤。

如果是坐姿引起的尾骨发炎或损伤，可以触摸尾骨周边，确认是否有固定的痛点。如果有，先把周边筋膜按松，然后贴上贴布固定尾骨，减缓尾骨的不稳定性。如果是急性发炎，可使用甜甜圈坐垫，避免坐下时压迫到尾骨部位，可以大幅减轻疼痛感。

弹响髋

什么是弹响髋？弹响髋就是走路时，髋关节会发出"喀拉喀拉"的声响，这种疾病形成原因主要可分三种：

第一种是"外在型弹响髋"，因大腿外侧肌肉太紧，摩擦关节，因此走路和爬楼梯时，关节外侧会发出声响，磨久了之后，可能会恶化成黏液囊炎。

第二种是"内在型弹响髋"，声音出在关节前侧，主要与髂腰肌太紧或增厚有关。久了会造成鼠蹊部内侧疼痛，导致髂腰肌肌腱发炎或黏液囊发炎。

第三种是"关节内型弹响髋"，声音出在关节里面，主要是髋关节关节囊内部有问题，造成髋关节在动作时出现声响。

无论是哪一种弹响髋，成因多与肌肉太紧或不正常张力有关，只要把臀部与大腿外侧肌肉拉松，练习髋关节的稳定性，让关节回到正确位置，状况就可改善。

找回骨盆与髋关节的活动度

从上述可知，骨盆与髋关节的问题，大多是因为关节不稳定或周边肌肉太紧所引起。

关节不稳定要靠肌肉力量稳住，所以一定要练强肌力，而太紧的肌肉必须先推松，多加按摩或做伸展运动。

髋关节不稳定的人，可按后文伸展和训练内容持续进行锻炼。如果没有太严重的问题，做关节稳定运动即可；但如果本身罹患严重关节炎，只要负重就会痛，在训练时必须谨慎，尽量选择无负重运动，如躺卧的运动进行锻炼。

按摩

骨盆与大腿肌肉密不可分，如果骨盆出问题，按摩位置除了骨盆前后肌肉之外，另外必须包括大腿的股四头肌、梨状肌。建议可以使用按摩球等物品，平时在家时靠墙壁按压相关部位的肌肉，拿捏力度以不受伤、不疼痛为原则，适度按压，感觉到紧绷、纠结的痛点时，停留在该部位用力按摩。

按摩完成后，应该配合伸展活动，以达到最好的按摩效果。

伸展

股四头肌伸展（一）

1.以右侧躺地，左腿膝盖弯曲成直角。

2.右手扶着膝盖，使之固定。

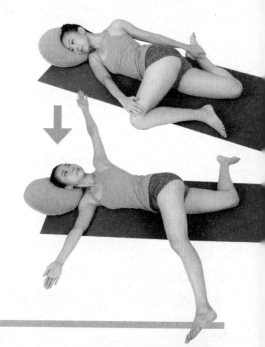

3. 右脚后折，左手向后抓住脚踝，以伸展股四头肌。注意保持腰椎平直。

4. 保持动作 15 ～ 30 秒，换边伸展。

5. 完成动作后，放开双手，伸直上举。腿部缓慢展开，伸直膝关节，并伸展胸部与腿后肌群。

股四头肌伸展（二）

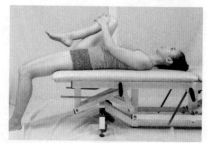

1. 平躺在床上或桌子上，小腿垂直落在床外侧。

2. 抱起右腿贴近腹部，腰部保持稳定，注意大腿不可外展。左脚踩在地上固定。

3. 保持动作 30 ～ 60 秒，换另一腿伸展。

膝关节稳定训练和大腿伸展

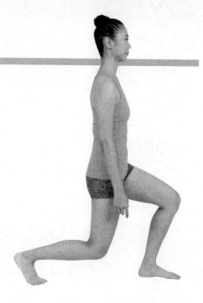

1. 双腿打开，左腿在前，右腿半跪，保持上身脊椎直立、骨盆稳定，收小腹。

2. 右大腿下压前推，左腿弓箭步成直角，膝盖对准脚尖方向，保持上身正直，腰椎稳定，收小腹，锻炼股四头肌。

3. 保持动作 10 ～ 15 秒，换另一腿伸展。每日做 15 ～ 20 次。

下肢与坐骨神经伸展

1. 于墙角单脚靠墙上，一腿伸直，保持腰部稳定不动。

2. 也可以躺卧，用弹力带扣住脚掌作为辅助，保持腿与身体的角度。注意力道不可过重，腿部只要感觉稍微紧绷即可，切不可过度伸展拉伸。

3. 保持动作 30 ~ 60 秒后换脚，每天做 10 次。

梨状肌伸展

1. 身体平躺，上半身完全不动，保持骨盆稳定。

2. 双脚抬起，膝盖弯曲，大腿倾斜约45度，单脚跨至另一侧，保持臀部稳定，不可侧翻。

3. 一手按膝盖，另一手扶住骨盆以确保稳定。伸展时间 15 ~ 90 秒，结束后换脚。伸展次数一天 1 次即可。

4. 伸展时大腿不可拉得太紧、过度倾斜，否则，反将韧带拉松，容易受伤。

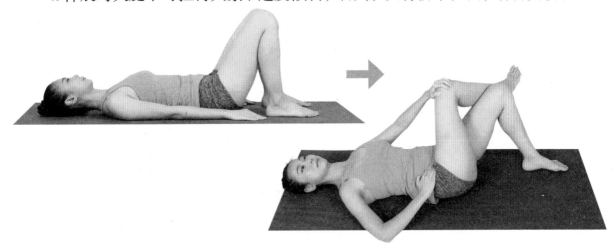

瑜伽婴儿式

1. 双腿微开，跪在地板或床上，臀部坐在脚跟上。

2. 身体向前伸展，额头贴地板，双手伸直，掌心贴地，保持姿势30～60秒，伸展腰背与臀部肌肉。

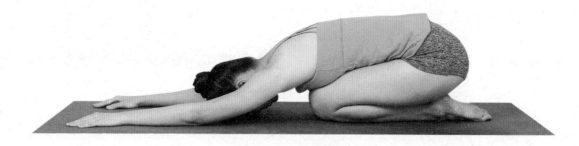

训练

髋关节稳定训练（一）

1. 先做四足跪姿，四肢着地，双手稳定支撑，保持收腹。

2. 左腿抬起伸直，保持收腹，从肩至腰部保持水平。

3. 右腿膝盖与身体呈90度直角，脚尖朝外，训练臀部肌肉。左腿膝盖挺直，小腿踢出去，整条腿后举，动作保持10秒，重复10次。

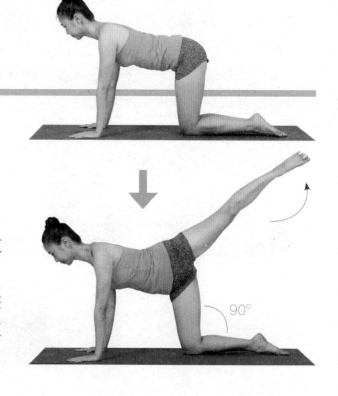

髋关节稳定训练（二）

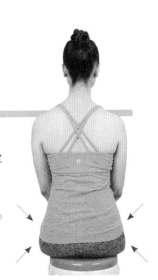

1. 仰躺于地，单脚缓缓弯起，再慢慢放下。

2. 手扶着髋骨，感觉动作时髋骨些微向后顶。

3. 脑中想着股骨头被髋骨吸入，当脑海产生意念时，身体自然带动，有所反应。

臀部深层肌肉训练

1. 坐在椅子上，想象骨盆向内收，收紧双腿内侧的坐骨与髋关节。

2. 肌肉不夹紧，臀部保持松弛、不紧绷，感觉外松内紧。正确进行训练时，有种近似凯格尔运动的感觉。

3. 动作保持 1 ~ 2 秒后松开，重复 10 次。

髋关节活动与腰椎稳定训练

1. 双脚打开呈马步姿态。

2. 重量移至一脚，上身保持不动，练习肌肉控制力。

3. 保持姿势 15 ~ 30 秒后，将重量移换至另一只脚。

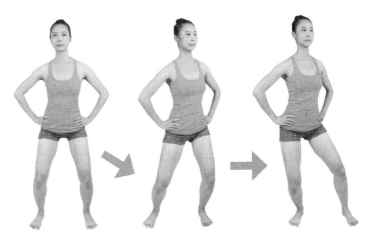

腿后肌训练

1. 上身挺直，双手扶在骨盆位置，双脚微开，两膝微弯，保持稳定站姿。

2. 单脚前举，膝盖对齐脚尖，不可外转。膝盖弯曲至90度，状如鹤形。身体靠另一只脚支撑站立，类似金鸡独立式。

3. 能够保持平衡稳定者，可增强练习，将弯脚前踢。

4. 保持姿势15～30秒后，换脚练习。

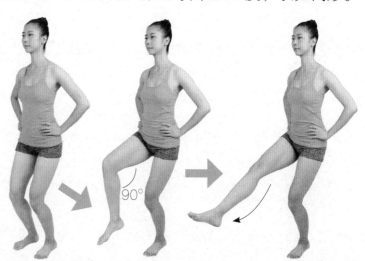

健康
小叮咛

适合久坐上班族的腿后肌伸展

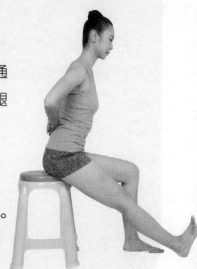

平时久坐的上班族，腿后肌肌力逐渐丧失，可以通过以下的小运动，在办公室里利用座位的空间，锻炼腿后肌力：

1. 臀部坐于椅子的边缘，不靠背，双手放于腰后，挺胸，腰部挺直。

2. 单腿伸直，脚踝跖屈，脚尖垂直于地，伸展后腿肌。

3. 动作保持30～60秒，换腿练习。

膝盖

电视中常有各种针对膝盖而制作的营养品广告，可见在一个老龄化社会中，保护膝盖的健康有多么重要。但因运动伤害影响，退行性关节炎患者有逐渐年轻化的趋势。保护膝关节，必须从年轻人开始！

为什么有这么多针对膝盖健康而制作的广告呢？据统计，60 岁以上的男性，有 60% ~ 70% 的人患膝盖退行性关节炎，女性的比例则更高，有 70% 以上。

每年置换人工膝关节的人也越来越多，膝盖不好成了老年人的特征之一。可见想要过优质的老年生活，就要保护好自己的膝盖。

但随着运动风气兴盛，膝盖退行性关节炎有逐渐年轻化的趋势，许多人都是在运动中因为激烈冲撞或不当使用，造成关节受损。

年轻人因为体力好、身体状况佳，对于膝盖损伤不重视，但如果不及早认知、好好保护，到老难免步履维艰、寸步难行。可见保护膝盖，无论在哪个年龄段都很重要。

认识膝盖

膝盖位于大腿与小腿之间，结构和手肘类似，上面是股骨，下面是胫骨和腓骨，但又比手肘多了活动式的髌骨，可以增加大腿前侧肌肉的力臂。关节中间内外各有一块重要的半月板,可分担关节承受的重力,也可增加关节的稳定性。

此外膝盖部位还有许多软组织连接股骨和胫骨,如前后十字韧带、内外侧副韧带、关节囊,以及保护关节的肌腱。这些组织的搭配,只要一直都保持在正确的位置,没有外力破坏,即使用到老年也不会有太大问题。

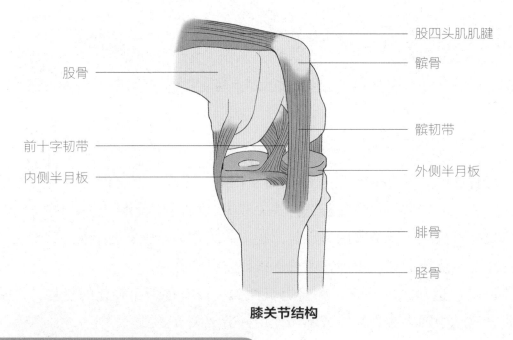

股四头肌肌腱

股骨

髌骨

前十字韧带

内侧半月板

髌韧带

外侧半月板

腓骨

胫骨

膝关节结构

膝盖哪里最容易出状况

膝盖会受损,主要是因为扭转的角度过多,关节容易移位造成不稳定,软组织因此磨损消耗。由于膝盖使用频繁,只要受损,就容易加速恶化。

膝盖之所以过度扭转,多是因为髋关节与脚踝不稳定的缘故。这两处关节如果有问题,就连带会影响整条腿的肌肉,拖累中间的膝盖。所以,要改善膝盖问题或是预防膝盖退化,首先必须加强臀部肌力,保持走路时脚踝与脚掌的稳定。其次,上下楼梯时多注意姿势,如果姿势不良,也容易导致膝盖受损。

健康
小叮咛

正确的走楼梯姿势

什么是正确的走楼梯姿势呢？

上下楼梯时，膝盖必须对准第二根脚趾。如果上下楼梯时感觉膝盖疼痛或不适，就该留心自己的姿势是否正确。

其实，无论是上下楼梯还是平日走路、奔跑，都应该注意姿势正确。

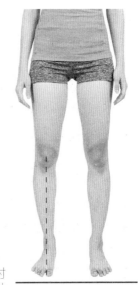

行走时膝盖对准第二根脚趾

常见的膝盖疼痛

退行性关节炎

退行性关节炎是常见的膝盖疾病，多是由于肌肉和关节使用不当造成。如果年轻时就有姿势不良的问题，关节长年处于磨损状态，很容易恶化成关节炎。

此外，受过伤的关节，也容易产生退行性关节炎。

关节炎的主要症状是疼痛、僵硬、肿大与变形，许多人早晨起床时，感到格外不适，必须活动一阵后才会逐渐改善，这就是所谓的"晨僵"症状。

半月板损伤

膝关节内侧和外侧各有一块半月板，能够加强膝关节的稳定性，也有润滑关节和减少摩擦的作用，而且具有弹性，可以吸收震荡，减少跑步或跳跃时对膝盖的冲击力。

半月板损伤常见于以半蹲位工作者或运动员，如篮球选手。若行动突然，扭转变形的作用力太大，也容易引起半月板损伤。

走路时如果忽然感到腿软、膝盖无法出力，或做扭转动作时膝盖好像被卡住，不能伸直也难以屈曲，就要怀疑是不是半月板损伤。

半月板一旦损伤很难恢复，只能尽量维持，避免恶化。因此很多半月板受伤的患者，不太敢上下楼梯或跑步运动。其实，只要保持正确姿势并加强肌肉训练，稳定膝关节，就能避免继续损伤半月板。

髌骨软化症

膝盖正前方凸出的部位是髌骨，它是可活动的，靠几条肌肉牵拉在正确的位置上。当双腿内转或外转的角度过大时，就会拉扯到髌骨。如果拉扯严重，髌骨脱离正常的角度，便容易磨到股骨，引起髌骨外翻，进而导致髌骨和股骨两边的软骨软化或磨损，因而称为"髌骨软化症"。

髌骨软化症是不能靠吃药得到改善的，即使打血小板、血浆治疗（称为PRP），但没有将膝关节调整回正确的使用角度，治疗效果也很短暂，因为这就好像身体有一个伤口，快要复原时又再去将它扯开，伤口自然难以痊愈。正确的疗法是调整双腿内转和外转的角度，使之恢复正常运作，同时全面检查下肢各关节的稳定程度，确认骨盆是否歪斜、臀部肌肉是否无力，并检测小腿是否过于紧绷、脚部是不是有足弓塌陷等问题，避免复发。

十字韧带断裂

十字韧带的作用是防止关节过度扭动及前后移位，属于强健组织，很少因为日常生活的姿势不良而受伤。主要受伤原因，多是外力冲撞所造成，如运动或车祸。在运动场上，常听到十字韧带断裂伤害，尤其是具有急刹、急停动作或是容易冲撞的运动，如网球、羽毛球、篮球、足球等。

一般来说，除非患者是运动员或是影响到日常生活，否则十字韧带断裂不一定非要手术治疗。只要把肌肉练强、把关节稳定度练好，就可跟正常人一样活动，甚至可以跑步，但不宜进行剧烈运动。

膝关节水肿

膝盖里的滑液囊，平时可以分泌滑液，润滑软骨，顺畅关节。如果反复地摩擦或是被外力撞击，关节受损，组织液渗出，滑液囊自然鼓起，充满关节液。但过量的滑液会导致关节周围肿胀，限制关节活动。

一般日常生活或工作中，需要反复蹲跪的人，容易患膝关节水肿，例如家庭主妇或清洁人员，所以又俗称为"管家膝"。

处理急性关节水肿可以先局部冰敷，使用护膝或弹性绷带压迫固定，避免继续肿胀。待急性期过后改成热敷并进行肌肉关节活动。如果症状没有改善，持续两周以上，应该就医治疗，避免恶化。

找回膝盖的活动度

　　膝盖问题多来自于髋关节和脚踝，也有可能是相关肌肉太紧绷或无力造成。因此膝盖的伸展与训练运动，都与髋关节、脚踝有关。

　　解决之道在于加强股四头肌的肌力伸展，以改善髋关节不稳定的状况，多做臀部肌力训练与深蹲运动，以强化臀部与下半身的肌力。

按摩

　　膝盖受伤，通常原因并非出于膝盖本身，而是臀部肌肉过于紧绷或无力，或是大腿肌力不足，如股四头肌肌力不佳、足踝的不稳定等，导致膝盖受伤。因此在按摩时，主要针对臀部、大腿的肌肉。

　　可使用按摩球顶靠墙壁，按压臀部、大腿等部位，上下左右滚动，找到最痛的点，停放 30 ~ 90 秒后，待酸痛感减轻，再寻找下一个酸痛点，直到肌肉张力恢复正常为止。

　　按摩完成后，应该配合伸展活动，以达到最好的按摩效果。

伸展

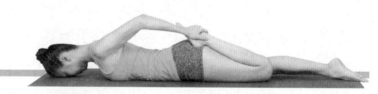

— 股四头肌伸展

1. 俯卧在地，双腿伸直，贴着地面。
2. 左手抓住左脚脚踝，脚跟贴紧臀部。
3. 保持动作 30 ~ 60 秒后，换腿伸展。

股四头肌站姿伸展

1. 站立姿势，双脚张开与肩同宽。

2. 右手握住右脚向后提折，尽量让脚后跟碰到臀部。

3. 伸展过程中收紧腹部，双腿尽量并直，保持身形挺直，不驼背、不挺肚、不折腰。

4. 伸展 30 ~ 60 秒后，换另一条腿伸展。

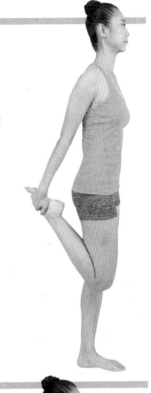

膝关节稳定训练

1. 双腿打开，左腿在前，右腿半跪，保持上身脊椎直立、骨盆稳定，收小腹。

2. 右大腿下压前推，左腿弓箭步成直角，膝盖对准脚尖方向，保持上身直立，收小腹，腰椎稳定，锻炼股四头肌。

3. 保持动作 10 ~ 15 秒后，换另一条腿训练。每日做15 ~ 20 次。

小腿伸展

1. 双手扶墙，双脚呈跨步状。

2. 前腿膝盖弯曲，后腿伸直。

3. 每次伸展30～60秒，之后换腿。一组2次，每日做1～2组。

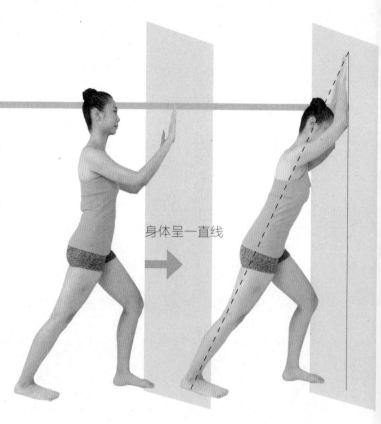

身体呈一直线

训练

臀中肌训练（一）

1. 身体侧躺，两腿弯曲，脚跟重叠，骨盆稳住不动。

2. 以膝盖为中心，慢慢向外展开，感觉臀肌收缩。

3. 保持动作约10秒，再慢慢收回。每天做10次即可。

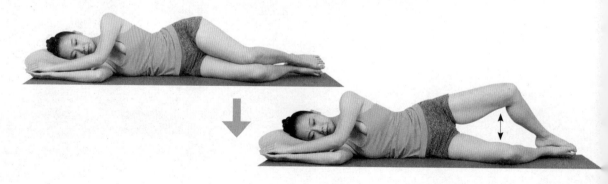

臀中肌训练（二）

1. 身体俯卧，收腹。

2. 一脚外展后踩，脚尖外翻，带引身体自然翻起。

3. 保持动作 10 ~ 15 秒，每日做 10 次。

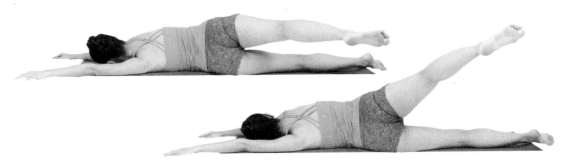

下肢肌力训练：深蹲

1. 身体站立，双脚打开，距离与骨盆同宽。膝盖、脚尖朝前，双手往前平举。

2. 臀部下蹲，上身略微倾斜，膝盖弯曲。注意膝盖弯曲时，两膝保持平行，避免往外扩张或内缩。

3. 保持身体挺直，再用臀部与腿部的力量站起。

4. 每组 8 ~ 10 次，每次深蹲间休息 30 ~ 60 秒，一天做 1 ~ 2 组即可。

保持身体挺直

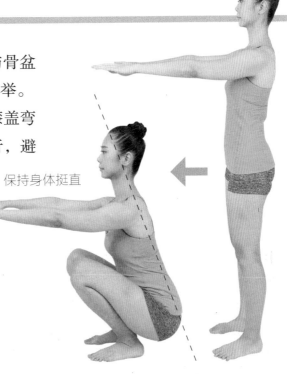

脚部

虽然现代人都穿鞋，但脚部伤害或疾病却越来越常见，有 80% 左右的人都曾出现过脚部问题。为什么会发生这种状况呢？原因与现代人每时每刻都穿着鞋子走在平坦路面上有关。

因为对脚的保护过于无微不至，反而导致脚底的小肌肉缺乏锻炼，肌肉无力，造成各种病症。

另外，女性为了追求姿态美观，常勉强穿着不适合的鞋子，如高跟鞋、尖头鞋等，因鞋体构造过度挤压脚部结构，日积月累便形成不少问题。

双脚是支撑人体的重要"地基"，日常生活中，多做一些有益双脚的运动与训练，选对鞋子，注意走路姿势，找回双脚的力量，建立稳固的地基并不难。

认识双脚

细算起来，我们的脚是由一块块小骨头组成的，总共有 26 块骨头，连同 33 个关节、107 条肌腱和韧带，彼此串联排列，搭建出富有弹性与支撑力的结构。

脚掌大致可分前足、中足、后足三段。正常走路时，后足先着地，力量过渡到脚外侧再到脚掌，最后传到前足的大蹈趾，将身体前推。

此外，脚底呈现三个足弓：横足弓、内侧纵弓、外侧纵弓。这些足弓负责吸收身体行进间产生的震动，缓冲地面的反作用力。

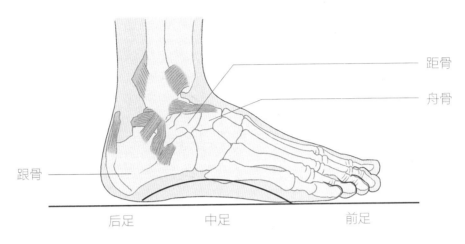

距骨

舟骨

跟骨

后足　　　　中足　　　　前足

脚部结构

双脚哪里最容易出状况

　　双脚的面积不大，但靠着精密的排列结构，一环扣一环，能够支撑人体重量。如果每个关节都排列在正确的位置，韧带筋膜的拉力就可以稳固支撑身体。但若要其中一个关节卡住或是某条肌肉无力，就会影响足部力学平衡，甚至导致足弓塌陷，降低避震力，形成扁平足，严重影响脚部的健康。

　　正常的脚底内侧有一道自然的弓形，称作"内侧纵弓"，作用如同拱桥一般，可稳定脚部关节并缓冲地面反作用力，避免走路时的反作用力伤害膝盖。但扁平足的内侧纵弓不明显，几乎是平的，又因为缺乏稳定和缓冲机制，平日走路时容易损伤膝盖。又因为关节两侧的韧带所受张力不同，久而久之造成膝盖内转，影响髋部和骨盆的健康。此外还有一连串常见的症状，如踇外翻、足底筋膜炎等。

　　跟腱与小腿后方的肌群相连，附着于足后的跟骨之上，当它被拉长时，脚掌可以做朝上的动作，也就是"背屈"动作；当它收缩时，脚掌可以往下做

"跖屈"动作。无论走路、爬楼梯、跑步等，脚的活动都离不开背屈与跖屈两个动作。所以如果小腿肌肉太过紧绷，影响跟腱，也就影响到脚部的活动度，造成走路时脚无法背屈，而变成"外八"或"内八"，所以要经常伸展小腿，避免脚部活动度受限。

常见的脚部疼痛

蹬外翻

提到蹬外翻，就会联想到高跟鞋。为什么高跟鞋容易引起蹬外翻呢？因为高跟鞋的构造，破坏了脚部原有的支撑力学，使内侧纵弓过高，降低了脚底缓冲机制，将全身的重量都落在了脚部前端，长期下来，造成蹬趾关节脱位、往外侧弯，所以有蹬外翻现象。

不是只有高跟鞋会造成蹬外翻，当鞋子的楦头太紧，蹬趾不断被挤压，造成关节发炎无法发挥正常功能时，也会形成外翻的状况。

另外，有些患者虽然不穿高跟鞋或尖头鞋，但也出现蹬外翻的情况，原因主要是跟扁平足有关。因为当足弓扁平时，脚跟的跟骨和跟腱会随之歪斜，为了承受重量，大蹬趾第一趾骨也会跟着翻转。

有蹬外翻的人，除了暂时避免穿高跟鞋、尖头鞋外，可以在鞋子前面垫一块鞋垫，撑起前侧横足弓，并训练脚底肌力，状况会慢慢改善。

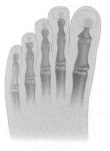 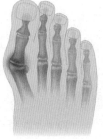

正常脚趾　　　　**蹬外翻**

足底筋膜炎

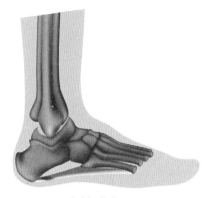

足底筋膜炎

足底筋膜从脚跟延伸到脚趾后方。当人站太久、走路太多，或是体重太重、扁平足、高足弓等，都容易使足底筋膜受伤，形成足底筋膜炎。

足底筋膜炎最明显的症状是每天早上睡醒下床时，一起身便会觉得脚跟疼痛，严重一点的人甚至行走困难，但多走几分钟后，疼痛逐渐减轻。平常久坐起身时，也会感到脚跟疼痛，但同样走动一阵后痛感自然减轻。

一些轻度的拉筋运动可以改善足底筋膜炎的问题，如伸展小腿后侧肌肉和脚底筋膜，也可以在这些部位稍加按摩，缓和紧绷的肌肉，促进血液循环。选对鞋子也可以改善足底筋膜炎，扁平足的人可以在鞋子中放上矫正鞋垫，协助足弓撑起，将脚底筋膜置于正确的位置。

神经炎

足部的构造中，除了有多条韧带维系关节，还有许多神经分布。如果脚底结构出问题，可能会压迫神经，进而引起神经炎，造成疼痛。脚底的外侧、内侧、脚底，都可能会发生。

神经炎的疼痛感与足底筋膜炎相似，足底神经炎引起的疼痛，多半是在踩踏时刺激神经所引起，而足底筋膜炎则是一早起床或久坐后再踩地时感觉疼痛，但稍微活动后疼痛减缓。

通常只要多休息、行走时保持正确的姿势，练习脚部和小腿的肌肉控制，避免压迫神经，神经炎症状也随之改善。

习惯性脚踝扭伤

几乎人人都有脚踝扭伤的经历，多半是因为人在不正确的姿势下过度用力，或是脚部缺乏该有的活动度、肌肉协调性不佳，韧带与肌肉不能正常拉住关节而造成扭伤。

肌肉和关节内部有许多本体感觉的接收器。什么是"本体感觉"？它指的是肌肉的收缩与伸展，以及关节活动等的感觉信息。身体神经接收器会自然收集这些信息，运用、整合为更深层组织的知觉，让大脑判断目前身体所处的姿势形态与状况。

肌肉与关节一旦受过伤，大脑对它们的控制力或是感知力就会变差，例如脚部受伤后即使完全康复，但平时生活中，脚站立的角度与大脑所认知的角度，可能会有些微落差。有时候动作先行，但肌肉却来不及配合收缩或伸展以做出适当的保护，所以容易受伤。这就是为什么会习惯性扭伤的原因。

因此曾经扭伤过的人，最好多做一些本体感觉训练，恢复肌肉与关节的敏感度，让大脑接收正确信息。

踇强直

什么是踇强直？就是脚踇趾僵硬，无法弯曲。正常踇趾关节背屈应有70度，踇趾强直患者会减少角度。

一般人行走时，正常情况下会使用脚掌肌肉出力，踇强直造成原本踇趾弯曲的作用被限制住，久而久之衍生出各种走路的代偿动作，最后可能导致膝盖、腰椎都会连带出现问题。

有踇强直疾病的人，应该避免穿高跟鞋，以减少对脚趾的伤害。另外，可尝试改穿"摇摇鞋"。"摇摇鞋"的弧度可以改善跚趾角度不足的状况，推进步伐，避免产生太多代偿动作。平日生活中多按摩、活动跚趾，慢慢改善跚强直的问题。

找回脚的活动度

按摩

将按摩球或高尔夫球放在地板上，脚踩踏在球上，左右前后滚动，找到最痛点，持续按压 30 ~ 90 秒，待疼痛感稍微消除后，再寻找另一点。按摩完成后，应配合伸展活动，以达到最好的按摩效果。

伸展

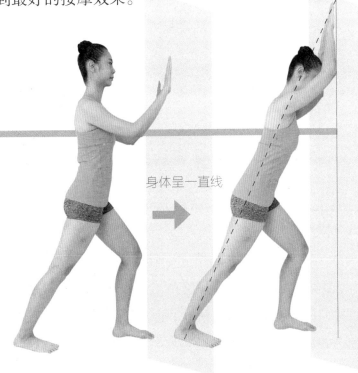

身体呈一直线

— 小腿伸展

1. 双手扶墙，双脚呈跨步状。

2. 前腿膝盖弯曲，后腿伸直。

3. 每次伸展 30 ~ 60 秒，之后换腿。一组 2 次，每日做 1 ~ 2 组。

跨趾伸展

1. 双脚轻轻左右转动，不要太用力，以免使关节不稳定。各转5～10下即可，若感觉某一脚关节较紧，可加强多转几下。

2. 脚跨趾上翘，如果过于僵硬，可伸手以外力辅助。上翘角度视个人情况，以不痛但有伸展感为原则。每次伸展15～30秒，一天1次即可。

3. 在锻炼跨趾时，也可以顺便拉伸一下其他的脚趾，左右活动，最后再扭转脚跟、活动脚掌。

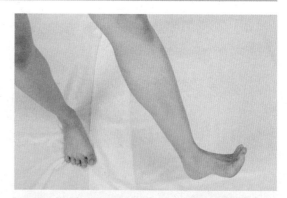

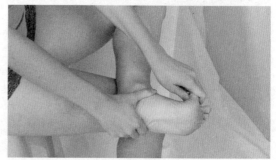

训练

本体感觉训练

1. 基础：单脚站在软垫上，目视前方，10秒后换脚训练，过程中保持身体平衡。

2. 中阶：单脚站立，转动头部，将目光移向左右，训练视觉调整时的本体感觉。10秒后换脚进行，过程中保持身体平衡。

3. 进阶：单脚站立，进行闭眼训练。闭眼更能诱发本体感觉。10秒后换脚，过程中保持身体平衡。

健康
小叮咛

惯性扭伤者，多练习走路，培养本体感觉

走路本身就是非常好的本体感觉训练。每个人几乎天天都会走路，但不正确的走路方式，经常让你忽略了本体感觉培养。

在平日生活中，该如何靠走路训练本体感觉呢?

1. 找一块干净的草地，赤脚在草地上走动。草地不平坦，又有一点弹性，有助于训练脚底肌肉与本体感觉。

2. 每天走 5 ~ 10 分钟。

3. 走动时必须全神贯注，保持身体正直、左右对称，将觉知力灌注在脚上，不可听音乐或看手机，感受每一个步伐的踩踏力道。

4. 连续走三四个月，可见成效。

脚底肌肉训练

1. 将排球或篮球大小的球踩在脚底下，缓慢转动。

2. 转动脚掌，从脚趾头、脚掌到脚后跟，尽量让球面通过脚底的每一寸肌肉。脚底紧贴球面，速度越慢越好，以增加脚底肌肉的控制能力。

3. 单脚练习时间 3 ~ 5 分钟，随后换脚练习。

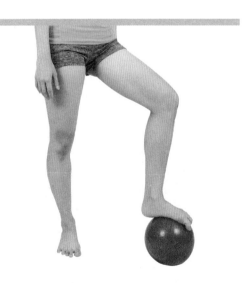

健康
小叮咛

脚底肌肉训练

平时如果活动空间不够大，要想训练脚底肌肉，可以将毛巾或卫生纸丢在地上，拱起足弓，以脚夹物的方式捡起物品。

脚底和小腿肌肉训练

1. 坐在椅子上，双腿小腿并紧，两脚脚踝之间夹紧一张厚纸片，接着踮起脚尖，保持姿势 10 ~ 15 秒后缓缓放下，重复 10 次。如果姿势正确，小腿外侧或后侧会有微微的紧痛感。

2. 以站姿夹紧厚纸片，并拢双腿，双脚微蹲，脚尖踮起，保持 10 ~ 15 秒后再缓缓放松站稳，重复 10 次。

3. 踮脚的方式，切记不可以用脚趾抓地，而是用脚掌撑地踮起。

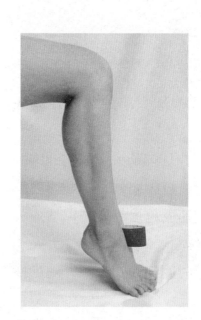

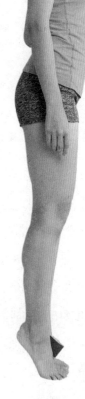

健康
小叮咛

如何挑选鞋子

如果双脚活动度正常，无论穿什么样的鞋子都不受影响，即使鞋子缺乏支撑力，也能锻炼双脚肌力。但是，如果脚的健康状况不佳，一定要选择合适的鞋子，才不会让问题恶化，进而得到改善。

以下是挑选鞋子的几项原则：

1. 注意鞋身稳固，避免容易被外力扭转的鞋子。

2. 试穿时注意，每次踮脚尖，鞋底弯曲处应落在脚掌屈曲的位置。

3. 鞋跟的包覆性要够坚挺，可稳稳包裹住脚跟。

4. 从背后看，鞋底的中央车缝线要笔直，与地板呈直角。如果缝线歪斜，代表鞋子也是歪的。

5. 选择有鞋带（或是粘贴式鞋带）的鞋子，以确保双脚穿鞋活动时，鞋子是稳定的。

6. 鞋跟最好高 2 ~ 3 厘米。

7. 扁平足患者在购买鞋子时，除上述条件外，尽量选鞋底或鞋垫偏硬的鞋子。很多扁平足患者会定制矫正鞋垫，但建议仍要训练脚底肌肉、强化肌力，才有机会恢复正常的足底功能。

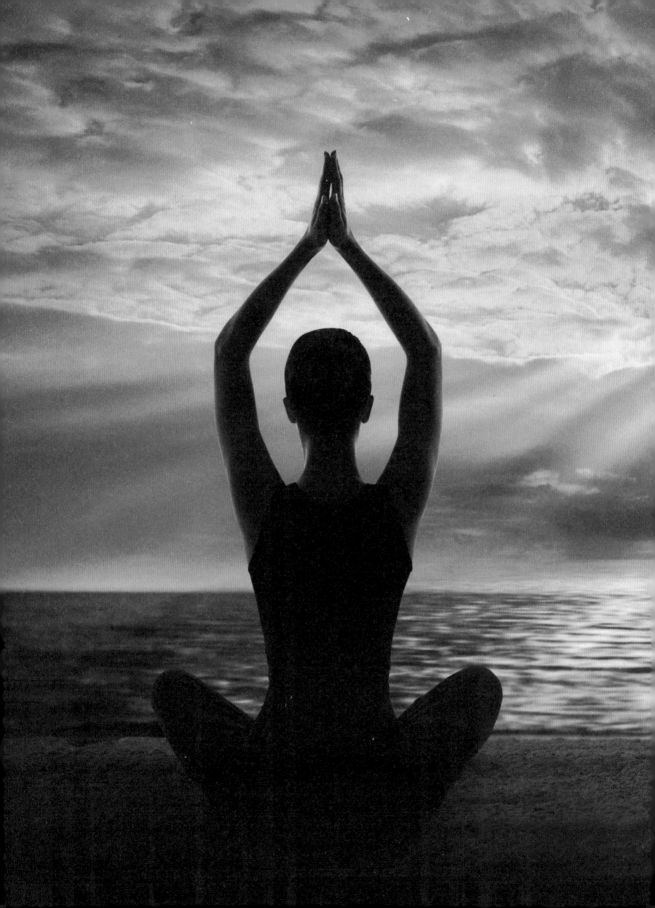

PART 3

要健康运动，
不要酸痛

——解析全民运动，远离运动伤害

运动风潮兴起，爱好者越来越多，但在全民疯狂运动的同时，许多人却因为运动而损害了健康。

到底怎样"动"才正确？运动前后该注意什么事项？

要如何挑选运动装备？

搞懂健康运动的知识，让你远离伤害，拥有健康！

跑步

跑步可以说是最普通的入门运动，各地每年举办的赛跑、路跑活动多不胜数，几乎每天都有跑步赛事进行。在临床上，因跑步造成的运动伤害也越来越多。那么，你真的跑对了吗？

因为运动装备要求低，随时随地都可以进行，所以慢跑、长跑成为国内最普遍的运动方式。人们跑步的目的是为了追求健康，但很多人却因此跑出了问题，结果得不偿失。

想要跑得健康又不受伤，一定要有基本的跑步知识：

跑步前，应该先做身体活动度检测，只要有动作无法达到标准，就不要勉强跑步。再者必须了解跑步的正确姿势，免得跑得费力，反而伤身。

跑步前的身体活动度检测

跑步前，必须先进行热身，顺带检测身体活动度。

如果在检测过程中无法达到标准，最好先找出原因，做身体的伸展训练，等恢复正常的活动度水平后再跑步。否则肌肉耗费能量过多，不仅跑起来吃力，也容易受伤。

活动度检测如下：

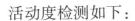

1. 测试躯干旋转角度，双腿站立时，身躯左右扭动，均可以转到90度。

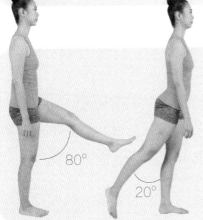

2. 腿往前抬起时达到80度，往后达到20度。

3. 脚掌背屈达到20度，跖屈达到40至55度。

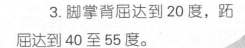

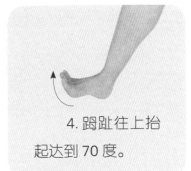

4. 踇趾往上抬起达到70度。

跑出健康：正确的跑步方式

跑步前的练习

1. 平时在草地上赤脚练习走路、跑步

因为日常生活中穿鞋，我们的脚底肌肉缺乏锻炼，所以建议平日多练习

125

赤脚在沙滩、草地上行走或跑步。一般塑胶或红土操场跑道具有弹性，也可赤脚练习。水泥或柏油道路的硬度太高，不建议赤脚跑步。

2. 正式跑步前先进行练习跑

跑步前可先热身练习。练习的姿势与一般跑步不同：保持身体挺直，重心落在脚尖，双手在身体旁小幅摆动，膝盖微弯。习惯之后，逐渐加快速度，拉大步伐。只有热身练习跑完没有任何问题，才可正式跑步。

3. 注意跑步方向，保持身体两侧平衡

如果在跑道上跑步，尤其是专业赛道上，因为都有倾斜角度，所以切勿只顺着相同方向绕圈，而是要固定转换方向，如顺时针、逆时针的换方向绕圈跑。如此跑步，身体两侧才能够平均练习，避免肌肉与关节运作不平衡。

正确的跑步姿势

1. 跑步时，身体保持直立，重心可微前倾，胸廓打开，呼吸顺畅。注意不要驼背、耸肩。

2. 胸椎左右自然摆动，避免幅度过大。

3. 手臂自然摆动，不刻意用手去带动跑步。

4. 腿部保持微微弯曲。

5. 跨步不要太大，膝盖对齐脚尖，避免向外或向内歪斜。

6. 落地时，迈出去的脚应该在身体正下方，脚掌前侧着地。

7. 脚掌前侧着地时，立即蹬起来。因此脚踩地的声音很轻，也避免了地面反作用力过大。

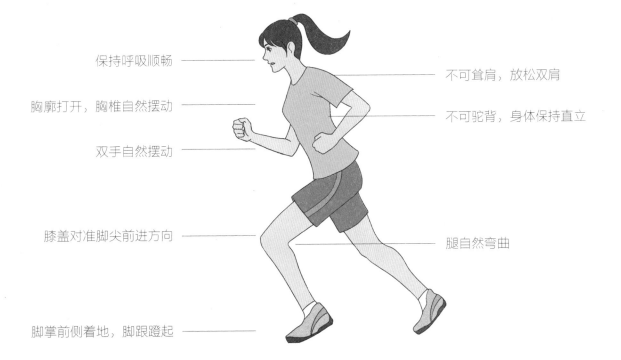

保持呼吸顺畅

胸廓打开，胸椎自然摆动

双手自然摆动

膝盖对准脚尖前进方向

脚掌前侧着地，脚跟蹬起

不可耸肩，放松双肩

不可驼背，身体保持直立

腿自然弯曲

常见的错误跑步姿势

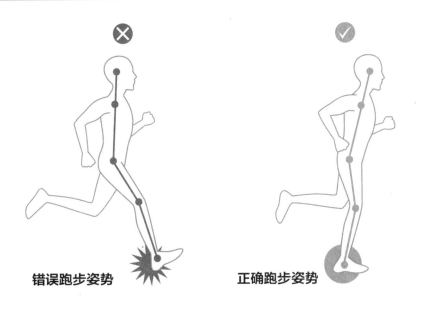

错误跑步姿势　　　　　　　正确跑步姿势

常见的错误跑步姿势有两种，平常跑步时，请检查自己的动作：

1. 避免脚跟用力着地

正确的跑步姿势不管是脚掌前侧着地还是全脚掌或者脚后跟着地，均要落脚轻盈，避免反作用力过大。

现代人运动时讲求鞋子的质量，因为跑鞋脚跟处厚实，有很好的避震系统，脚跟着地时不容易感到疼痛，所以许多人喜欢穿跑鞋运动，也因此都有脚跟着地过于用力的毛病。长期以错误姿势跑步，容易造成关节损伤。

2. 控制跨步角度

许多人跑步时追求速度，前脚大力迈出，腿抬得太高。这种姿势反而造成阻力，不利于往前跑，运动时比较吃力。而且脚跨步太大，落脚时一定脚跟着地，形成的反作用力过大。

常见的跑步运动伤害

膝盖伤害

跑步虽然健康，但不正确的姿势也会造成膝盖伤害。常见的膝盖损伤有髌骨外翻、韧带拉伤或是髌韧带下面的脂肪垫发炎。

无论哪一种膝盖伤害，问题大多来自于跑步时跨步太大或臀部力量不足、小腿太紧。当跨步太大时，一旦跑步者臀部力量不够，无法精准控制双腿交替踩踏的稳定性，导致膝盖晃动，便容易对膝盖造成伤害。此外，大步跨出去时，如果大腿后侧的活动度不足，影响到腰椎和骨盆，使之加大摆动，便会牵连到膝盖，容易造成单侧下肢出问题。

前胫骨症候群

很多人在跑步后会感觉小腿前侧疼痛，主要原因是足底肌肉控制力不够，前掌内翻，过度拉扯小腿前侧肌肉，从而造成伤害。

足跟痛

跑步时用足跟落地，或是脚"外八""内八"，膝盖没有对齐脚尖，都容易产生足跟痛。足跟痛的痛点在脚跟或是踝关节，造成损伤的主因是骨头碰撞，韧带或足底腱膜受到不当力量拉扯。

脚掌痛

跑步后会感觉脚掌疼痛，主因是脚部足弓塌陷。只要足弓关节位置不对或是肌肉无力，就会导致足弓塌陷，身体避震功能降低。所以想跑步的人，足底肌肉一定要练强，以稳住脚底。

腰椎痛

跑步之所以造成腰椎痛有三大主因：

1. 髋关节太紧：跑步时，髋关节会往前屈曲大约 60 度，如果髋关节无法伸展到这个角度，每次跨步都会拉扯到腰椎，所以跑步后容易腰痛。

2. 跑步时胸廓太紧：致使腰椎、骨盆过度活动，引起腰部不适。

3. 跑步时两臂肌力柔软度不均：哪一只手比较紧绷，就会影响那一侧的摆动角度，导致上半身出力不均衡，腰部扭转较多，因而引发酸痛。

预防跑步伤害的伸展与训练

为了避免跑步造成的身体伤害，以下针对容易造成受伤的原因，设计按摩、伸展与训练等一连串步骤。除了跑步前、跑步后之外，习惯跑步的运动者，平时也可以通过这些活动来做好身体的准备。

如果跑步前的身体活动度检测结果不佳，我们也可以通过这些运动锻炼来加强。

由于跑步几乎牵涉全身的关节与肌肉，所以预防运动也必须全面，无论胸部、手臂还是下半身都要加强练习，几处容易紧绷的肌肉，也要加以按摩。

只要适度强化活动度与肌力，就能远离运动伤害。

按摩

跑步是一种全身性的运动，在跑步的过程中，几乎可以锻炼到全身的每一块肌肉。因此为了预防跑步伤害，建议运动者针对全身肌肉，从颈部到足部都进行按摩。如果想要加强按摩效果，可着重对腰部、髋骨、大腿、小腿和足底肌肉进行强化按摩。

伸展

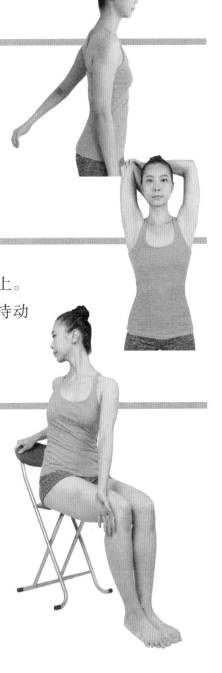

肱二头肌伸展

1. 单手向后倚靠墙壁，掌心平贴在墙面上，另一只手扶着腋下位置。

2. 微微向外侧伸展，感觉到肱二头肌位置有轻微拉扯、紧绷感即可。保持动作 15 ~ 30 秒。

三头肌伸展

1. 身体站直，单手向上反折至后颈，手肘向上。

2. 另一手按住反折手肘，轻轻往下压，保持动作 15 ~ 30 秒。

胸椎和肋骨伸展

1. 准备一张靠背椅，椅背高度不超过运动者坐下时的肩胛骨高度。

2. 坐下后，右手手臂扶靠椅背，侧转身体向右，左手扶住右膝，以帮助旋转。

3. 保持侧身 15 ~ 30 秒，回到本位，再转向左侧，如此反复来回，每回 5 ~ 10 次。

4. 侧转身时，感受身体的动作，尽量把肋骨拉开。收小腹，不可突出。

人面狮身式伸展

1. 俯趴在地，双腿紧贴地板。

2. 腹部贴地，手肘撑地，从胸椎第四节和第五节处挺起上身，微收下巴。

3. 前臂贴地，两臂保持平行，肩膀不耸起。每次伸展 15 ~ 30 秒，一天 5 ~ 10 次。

下肢与坐骨神经伸展

1. 于墙角单脚靠墙上，一腿伸直，保持腰部稳定不动。

2. 也可以躺卧在地，用弹力带扣住脚掌作为辅助，保持腿与身体的角度。注意力道不可过重，腿部只要感觉稍微紧绷即可，切不可过度拉伸。

3. 保持动作 30 ~ 60 秒后，换另一只脚。每天做 10 次。

股四头肌伸展

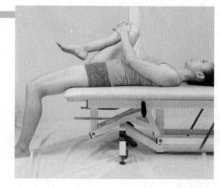

1. 平躺在床上或桌子上，小腿垂直落在床外侧。

2. 抱起右腿贴近腹部，腰部保持稳定，注意大腿不可外展。左脚踩在地上固定。

3. 保持动作 30 ~ 60 秒后，换另一条腿伸展。

股四头肌、髂腰肌伸展

1. 站立姿势，双脚张开与肩同宽。

2. 右手握住右侧小腿向后提折，尽量让脚后跟碰到臀部。

3. 伸展过程中收紧腹部，双腿尽量挺直，保持身形挺拔，不驼背、不挺肚、不折腰。

4. 伸展 30 ~ 60 秒后，换另一条腿伸展。

膝关节稳定训练

1. 双腿打开，左脚在前，右腿半跪，保持上身脊椎直立、骨盆稳定，收小腹。

2. 右大腿下压前推，左腿弓箭步成直角，膝盖对准脚尖方向，保持上身正直，收小腹，腰椎稳定，锻炼股四头肌。

3. 保持动作 10 ~ 15 秒后，换另一条腿伸展。每日做 15 ~ 20 次。

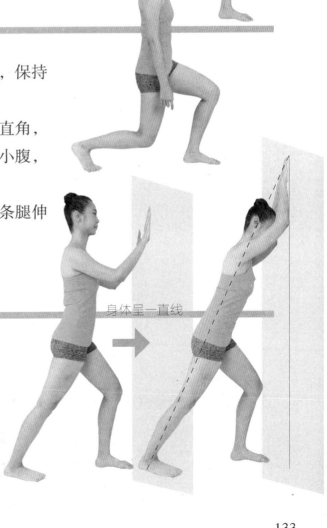

身体呈一直线

小腿伸展

1. 双手扶墙，双脚呈跨步状。

2. 前腿膝盖弯曲，后腿伸直。

3. 每次伸展 30 ~ 60 秒，之后换腿。一组 2 次，每日做 1 ~ 2 组。

训练

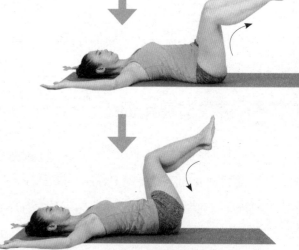

━ 腹部肌群训练

1. 仰躺在地,手平放两侧。

2. 双脚并拢,抬起小腿与地板平行。

3. 单脚尖往下点地然后再举起,来回反复各 10 次。

4. 手往头部两侧展开,伸展胸部肌肉。注意保持上身稳定不动。

5. 双脚并拢,抬起小腿与地板平行。双膝向右侧倒,膝盖不碰地,保持 15 ～ 30 秒。反方向重复动作,左右各做 10 次,训练腹外斜肌。

━ 臀中肌训练(一)

1. 身体侧躺,两脚弯曲,脚跟重叠,骨盆稳住不动。

2. 以膝盖为中心,慢慢向外展开。

3. 保持动作约 10 秒,再慢慢收回。每天做 10 次即可。

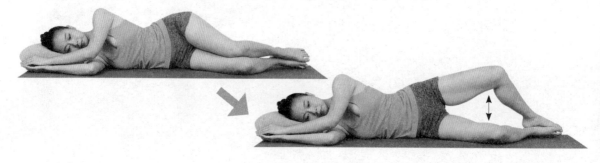

臀中肌训练（二）

1. 身体俯卧，收腹。

2. 一脚外展后踩，脚尖外翻带引身体自然翻起。

3. 保持动作 10 ~ 15 秒，每日做 10 次左右。

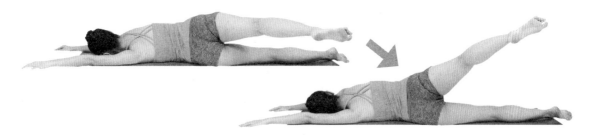

臀部肌力训练：深蹲

1. 身体站立，双脚打开，距离与骨盆同宽。膝盖、脚尖朝前，双手往前平举。

2. 臀部下蹲，上身略微倾斜，膝盖弯曲。注意膝盖弯曲时，两膝保持平行，避免往外扩张或内缩。

3. 下蹲到大腿与小腿平行，再用臀部与腿部的力量站起。

4. 每组 8 ~ 10 次，每次深蹲间休息 30 ~ 60 秒，一天反复做 1 ~ 2 组即可。

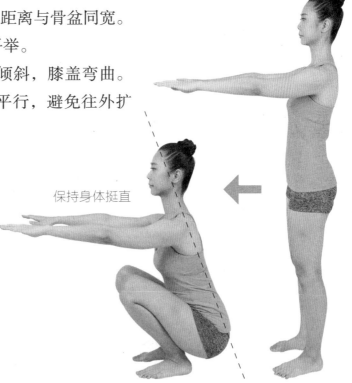

保持身体挺直

足弓训练

1. 坐在椅子上，双腿小腿并紧，两脚脚踝之间夹紧一张厚纸片，接着踮起脚尖，保持姿势 10 ~ 15 秒后缓缓放下，重复 10 次。如果姿势正确，小腿外侧或后侧会有微微的酸痛感。

2. 以站姿夹紧厚纸片，并拢双腿，脚尖踮起，保持 10 ~ 15 秒后再缓缓放松站稳，重复 10 次。

3. 踮脚的方式，切记不可以用脚趾抓地，而是用脚掌撑地踮起。

**健康
小叮咛**

走路与登山

临床上很多患者，都是因为在身体活动度不佳的状况下，勉强自己大量走路，结果走出足底筋膜炎或是膝盖出了问题。

如果以走路作为运动，要如何减少运动伤害呢？建议初期目标为一日 3 000 步。走路的时候，每一步都专注在自己的脚步上。随时注意走路的姿势是否正确：不可弯腰驼背、身体保持正直、膝盖必须对准第二根脚趾头、着地顺序一定是先脚跟再外足弓，再大踇趾跖部。等养成正确的习惯以后，再加强运动量走 1 0000 步。

爬山与走路不同，因为多了上坡和下坡，所以每一步的脚踝角度更大。而且爬山特别讲求小腿肌力，很多人爬山后感觉膝盖疼痛，就是因为下肢肌力不足和小腿太过紧绷，所以膝盖在爬坡、下坡时不稳定，久而久之造成了伤害。如果要避免膝盖疼痛，多做下肢稳定运动和小腿伸展动作即可改善。

单车运动

单车运动深受人们喜爱，无论老少都享受这种追风的快感。但你知道该怎么选择合适的单车，正确骑乘才不会受伤吗？

单车运动可说是仅次于慢跑的普遍性运动，不分男女，无论老少，适合的人群很多。尤其适合膝盖不好的人，当健步走或跑步运动都不适合时，骑单车是很好的选择。

单车运动相对安全度较高，不容易受伤。但在临床病例中，许多人却在非外力伤害下，因为骑单车而受伤。受伤部位经常出现在手腕、脖颈、腰椎、髋部或是膝盖，主要原因是运动者本身身体的活动度及肌力不佳，再加上骑车姿势不对，所以造成伤害。

以下将从选择骑乘什么单车开始，教你如何用正确的姿势骑乘单车才能改善身体活动度及强化肌力，让你能轻松快乐地享受单车运动的乐趣。

单车运动的正确概念

选择合适的车型

一个单车运动爱好者，在许多竞赛中，竟然骑着一辆价格不过千元，被昵称为"菜篮车"的淑女车，狠狠地赢过了许多装备精良、要价动辄数十万的公路车选手。

这则新闻一出，立刻引起许多网友的赞叹，觉得重点不在于装备是否精良，而在于一颗热爱运动的心。

但在单车运动中，车的种类选择真的不重要吗？

单车种类很多，但按照骑车姿势的不同，大致分为两种：一种是传统式脚踏车，骑车的时候，骑者脊背笔直，俗称"淑女车"；一种是骑车时上身往前倾，风阻较小的脚踏车，统称"公路车"，公路车造价昂贵。

很多运动选手为了追求速度，通常选择公路车，因此许多人会以为公路车较淑女车更好，不容易造成运动伤害。

事实完全相反。一般来说，骑淑女车比较不容易发生运动伤害。这是为什么呢？

骑淑女车时，骑者抬头挺胸，头、颈与身体保持在中轴线，不易挤压胸椎，呼吸顺畅，双手自然垂下，不耸肩，也不会过度压迫手腕，姿势自然端正。

唯一的缺点是，因为身体所有的力量都集中在坐骨上，所以单车坐垫不能太小或太硬。

如果是单纯地想通过运动增强心肺功能，选择淑女车就已经足够。尤其是本身就有身体酸痛问题的人，骑淑女车就好，不要贸然骑公路车。

公路车的骑者，本身需要具备相当的基本条件：背部肌肉与关节柔软、不可驼背、肋骨必须有一定弹性、锻炼出一定程度的脖颈肌力、肩胛骨不可往后突、脚筋要松、臀部前后肌肉肌力必须平衡不紧绷，达到上述条件才不容易在骑乘时受伤。

所以，如果本身肌肉关节状况良好，骑车时姿势可以保持稳定，那么便很适合骑公路车。公路车的入门标准虽然高，但骑乘的益处很多，在骑乘过程中，可以锻炼全身的大部分肌肉，也可以针对腹部核心练出深层肌肉。

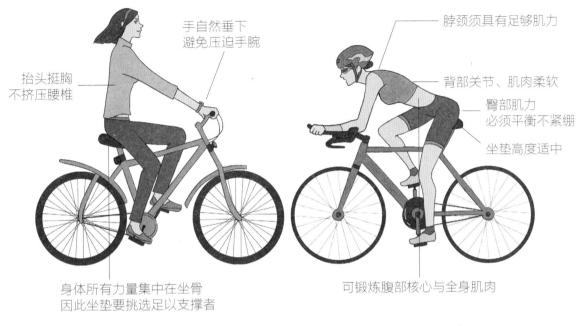

手自然垂下
避免压迫手腕

抬头挺胸
不挤压腰椎

脖颈须具有足够肌力

背部关节、肌肉柔软

臀部肌力
必须平衡不紧绷

坐垫高度适中

身体所有力量集中在坐骨
因此坐垫要挑选足以支撑者

可锻炼腹部核心与全身肌肉

淑女车骑车注意事项　　　　　　　**公路车骑车注意事项**

骑单车的正确方式

1. 先在平地上骑，避免阻力

刚开始骑车时，先在平地上骑。如果单车本身有变速设定，不要设太大阻力，避免踩动时因为过度吃力，出现代偿动作，例如踩踏板的脚变成"外八"或"内八"，反而容易造成膝盖与腰椎的伤害。

2. 注意姿势

以淑女车为例，骑车时不可驼背，避免耸肩，腰部平直，踩踏时注意膝盖对准脚尖。

3. 运动前的热身

骑乘前，轻轻扭动脖颈，如果不是很顺畅，说明颈椎和胸椎太紧，会影响呼吸，不妨先做几下胸廓伸展运动热身。

4. 保持对的姿势

别一开始骑车就猛踩踏板！刚开始运动时，先慢踩踏板，让身体记住对的姿势，骑乘15分钟后再检查一下，确认腰是不是保持平直，脖颈是否扭动顺畅，保持身体在正确姿势。

只要一开始养成正确的姿势，受伤的概率就会减少一大半。

5. 定时休息

别一骑上车就兴奋得停不下来！最好每30～50分钟就停下来休息，松弛身躯，活动关节。

常见的单车运动伤害

腕隧道综合症

骑乘公路车时，因为双手必须持续压在车把上，有时因为车把的角度不同，手腕也得随着扭转，难免不适。如果持续太久，就容易产生腕隧道综合症。

要预防腕隧道综合症的方法很简单，腕关节不要长时间固定在一个角度，可以选择能够变换车把方向的公路车，以便视情况改变手腕角度。

脖子与肩颈伤害

脖子与肩颈的伤害大多来自于驼背。平常就驼背的人，或是骑车时出现驼背姿势的人，胸廓多半内缩，影响肋骨与胸椎活动度，必然会感觉肩颈紧绷，呼吸不顺，久而久之还会产生颈椎骨刺压迫神经的状况。

此外，常用电脑的人，因为肩锁关节和胸锁关节长期受力，容易内挤，可能已经累积了微小的伤害。所以骑乘公路车时，双肩压低的姿势对他们来说相对吃力，再加上路面的反作用力，骑行时间长了容易导致肩颈受伤。

解决脖子与肩颈伤害的关键在于加强胸椎及肋骨的活动度，如果胸椎和肋骨活动度正常，胸大肌、胸小肌不紧绷，就不易驼背，肩膀也不会被夹挤，因此可通过多做胸廓伸展运动来预防伤害。

腰椎骨刺

有人骑乘公路车时，喜欢把座位调高，但如果坐垫高度太高，而腿部屈曲肌肉的活动度不够，大腿与小腿后侧肌群太紧绷，踩踏时便会从腰椎与骨盆出力，每踩一次踏板，骨盆就会跟着转一次。

假设踩踏上万次踏板，骨盆与腰椎就转上万次，自然会形成微小伤害。若长期损害，就会骨质增生、长出骨刺，严重者甚至会有椎间盘突出的问题。

因此，喜欢长途骑车的人，平日可多做一些腿部伸展运动及肌力训练，保持大腿与小腿肌肉的柔软度与活动度，避免影响腰椎。

鼠蹊部筋膜发炎

有人骑单车时，会觉得鼠蹊部疼痛，这是什么原因呢？

髋关节不稳定的人，大腿股骨头的位置可能位移但不自知，骑车的时候双腿呈现"外八"，鼠蹊部的筋膜一直受到拉扯、摩擦，造成发炎。

因此骑乘单车时，如果感觉鼠蹊部不适，就要停止运动，改做后腿肌肉的伸展与训练，让骨头回位。正确回位后，鼠蹊部的疼痛就会改善、消失。

膝盖伤害

许多人觉得骑乘单车时采用坐姿，对于膝盖造成的负担很小，不容易造成伤害。但他们忽略了骑乘时因为脚掌固定在踏板上，当大腿、膝盖和脚尖没有保持直线形式，而是出现"内八"或"外八"时，膝盖会被带动随之扭转，于是容易造成股骨内外侧上髁的磨伤，造成外层软组织，如关节囊、髌骨软骨、环状韧带、髌韧带发炎。

膝盖受伤时，务必多休息，避免伤害。而骑乘时如果能保持正确姿势，膝盖对准脚尖，就不会再恶化。但如果置之不理，继续以错误姿势骑车，软组织磨损严重，影响到骨头，就有可能变成退行性关节炎。

预防单车运动伤害的伸展与训练

从上述常见的伤害可知，骑乘单车时之所以会造成运动伤害，通常都与胸椎活动度、大腿与小腿的肌力相关，因此为了避免受伤，要多加强这些部位的伸展与训练。

自身核心力量足够的话，可保护腰椎与骨盆，因此可以利用腹式呼吸锻炼出核心力量。

胸椎和肋骨伸展

1. 准备一张靠背椅，椅背高度不超过运动者坐下时的肩胛骨高度。

2. 坐下后，右手手臂扶靠椅背，侧转身体向右，左手扶住右膝，以帮助扭转。

3. 保持侧身 15 ～ 30 秒，回到本位，再转向左侧，如此反复来回。

4. 侧转身时，感受身体的动作，尽量把胸廓拉开。收小腹，不要突出。

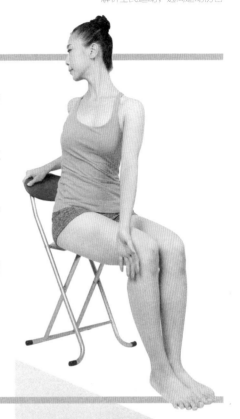

胸大肌、胸小肌伸展（一）

1. 找一处平整墙面，手臂呈 90 度靠上，停 15 ～ 30 秒。注意只有手臂上举，保持身体其他肌肉不受影响。

2. 为避免肋骨翻出，侧胸上提，另一只手可以稍微扶着肋骨下方，将它收拢再伸展。

3. 如果将手再抬高一点，就能伸展胸小肌。

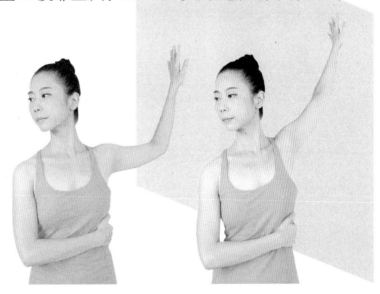

143

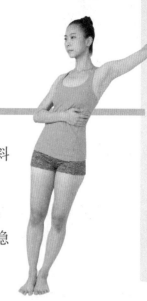

胸大肌、胸小肌伸展（二）

1. 利用平整的墙面，一只手抬高超过 90 度，用身体斜倚墙面，保持姿势 15 ～ 30 秒，换手伸展。

2. 伸展时只有手臂抬起，尽量避免牵动身体其他肌肉。

3. 可以用另一只手稍微扶着伸展部位下方的肋骨，稳住肋骨下缘避免外翻，再来伸展。

腹式呼吸练习（一）

1. 身体躺平，一手按着肚子，想象肚子是一个气囊。

2. 轻松且缓慢地深吸一口气，肚子如气囊般鼓起。

3. 慢慢吐气，很轻松不用力，尽量吐干净，肚子慢慢消气。如此反复多次。

4. 呼吸过程中，肚脐上方的肌肉应保持柔软，如果肌肉很硬，表示呼吸方式错误，此时启用的是腹直肌而不是腹横肌。

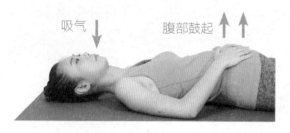

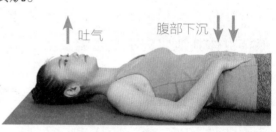

腹式呼吸练习（二）

1. 靠墙站立或平躺。

2. 将手放在腰后，骨盆固定不动。

3. 吐气时，感觉手上受到一点来自脊背的压力，即是正确的呼吸方式。

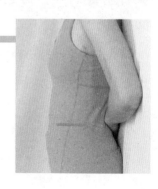

髋关节肌肉稳定训练

1. 四足跪姿，确认腰与地面平行。

2. 上身完全不动，微微往后蹲坐，动作放慢，唯一动的是髋关节，停留约 10 秒，反复运动 10 次。

3. 回到四足跪姿位置，左脚往侧后边抬起，打开左边髋关节，保持动作 10 秒，再收腿回来，反复做 10 次后换腿练习。

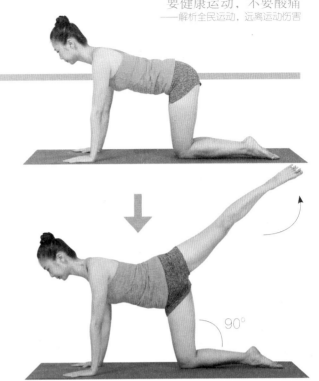

臀部与大腿伸展

1. 以右侧躺地，左腿膝盖弯曲成直角。

2. 用右手扶着膝盖，使之固定。

3. 右脚后折，左手向后，抓住脚踝，伸展股四头肌。

4. 保持动作 15 ~ 30 秒，换另一边伸展。

5. 完成动作后，放开双手，伸直上举。腿部缓慢展开，伸直膝关节，并伸展胸部与腿后肌群。

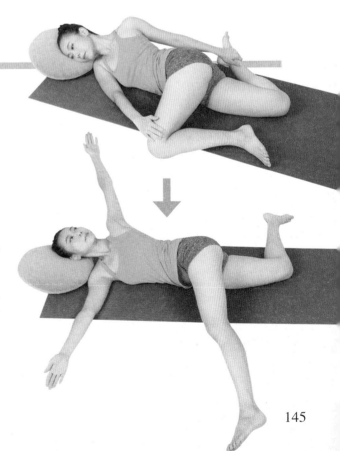

下肢与坐骨神经伸展

1. 于墙角单脚靠墙上，一条腿伸直，保持腰部稳定不动。

2. 也可以躺卧在地，用弹力带扣住脚掌作为辅助，保持腿与身体的角度。注意力道不可过重，腿部只要感觉稍紧绷即可，切不可过度拉伸。

3. 保持动作 30 ~ 60 秒后换脚。每天做 10 次。

小腿伸展

1. 双手扶墙，双脚呈跨步状。

2. 前腿膝盖弯曲，后腿伸直。

3. 每次伸展 30 ~ 60 秒，之后换腿。一组 2 次，每日做 1 ~ 2 组。

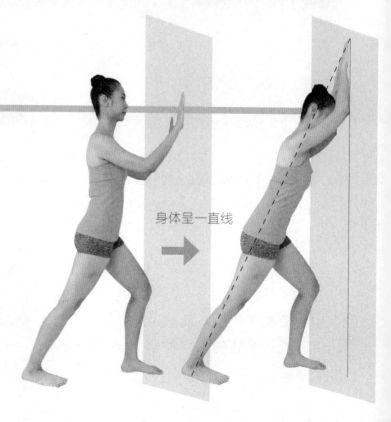

身体呈一直线

球类运动

球类运动深受年轻人的喜爱，但受伤概率也最高。想要避免运动伤害，一定不要忘记运动前的防护与热身！

虽然大家经常看到各种球类运动造成的伤害，但到自己上场时，却经常掉以轻心。再加上运动时大脑分泌的脑啡肽作用和过度专注，经常身体已经受伤了还浑然不知，等到运动过后才感觉到疼痛。

避免伤害最好的办法是事先预防。平时做好准备，在球场上就可以无后顾之忧，尽情发挥。

常见的各种球类运动伤害

篮球：膝盖、脚踝最容易受伤

篮球常有单脚上篮的动作，而单脚上篮也意味着单脚落地，着地时很容易造成膝盖与脚踝受伤。

此外，篮球运动过程中充满快速冲杀、左右旋转的动作，也很容易造成膝盖损伤。

篮球运动主要以身体下盘为主，为了保持下盘稳定，必须加强关节肌肉弹性、腹部核心和稳定下肢肌力。

羽毛球和网球：手腕、肩关节容易受伤

羽毛球和网球的动作相似，常常外展手臂，因此胸廓一定要够开敞，不可驼背。这两种运动的受伤点也类似，很容易出现肩和肘部的伤害，而下肢则因小腿跑跳急停动作，膝关节和踝关节容易受伤。

细分来说，羽毛球手腕动作更多，要注意手腕的问题；网球则是上臂动作多，肩关节受力大，尤其反拍很容易出问题。

所以，打羽毛球和网球的人，除了要保持胸廓开敞、肩胛骨稳定之外，肩关节也要保持正常活动度，才能自在地享受打球的乐趣。

乒乓球：手腕、手掌与颈部容易受伤

乒乓球握拍方法主要有两种，一种是直拍，一种是横拍。直拍握法类似握笔姿势，容易造成手腕与手掌的伤害。在长期正反拍的扭转下，肌腱与腱鞘容易因过度摩擦而发炎，形成腱鞘炎，也就是俗称的"扳机指"，尤其是握拍的前三根手指头得"扳机指"的概率最大。

乒乓球的另一个常见受伤部位是脖颈。因为打乒乓球时，通常身体前倾靠近球桌，头则上抬专注地看着球的动向，因此胸廓肌肉太紧的人，脖子容易出问题，如长骨刺或神经受到压迫。

但乒乓球是很好的多效运动，除了可以健身外，对眼睛也有很好的训练，因为必须看远或看近，且移动速度快，有助于眼部肌肉的训练。只要常做扩胸运动，伸展胸大肌与胸小肌，并常练腹式呼吸，稳住腹部核心，就可享受乒乓球带来的好处。

高尔夫球：腰部容易受伤

　　高尔夫球的击打主要是运用身体的扭力挥杆，使用部位几乎包含了整个上半身，包括颈椎、肩膀、胸椎和腰椎等部位，因此在运动时，姿势绝不能驼背，而且一定要保证颈椎、胸椎、肩关节和髋关节等关键处都有一定程度的活动度。如果胸廓、髋部活动度不够，在挥杆时，容易造成腰椎受伤。

运动名称	常见伤害	强化部位
篮球	膝盖、脚踝	腹部核心、下肢肌力
羽毛球	手腕、前臂、膝、踝	胸廓、肩胛骨
网球	上臂、前臂、膝、踝	胸廓、肩胛骨
乒乓球	手腕、手掌与颈部、膝	胸大肌、胸小肌、腹部核心
高尔夫球	腰椎	颈椎、胸椎、肩关节和髋关节

预防打球伤害的伸展与训练

　　从以上常见的伤害可发现，无论是哪一种球类运动，都必须保持胸廓开敞、松弛，腹部核心稳定，脚筋柔软。其次，肩关节、膝盖也是保护重点。针对这些部位，总结出以下动作，这些动作可以加强打球时身体应有的柔软度与肌力，喜欢打球的人，日常不妨多加练习。

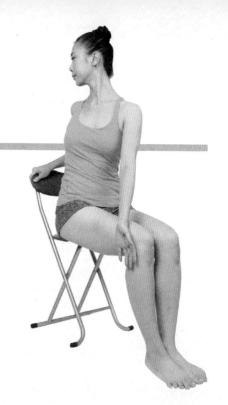

━━ 胸椎和肋骨伸展

1. 准备一张靠背椅，椅背高度不超过运动者坐下时的肩胛骨高度。

2. 坐下后，右手手臂扶靠椅背，侧转身体向右，左手扶住右膝，以帮助旋转。

3. 保持侧身 10 ～ 30 秒后，回到本位，再转向左侧，如此反复来回。

4. 侧转身时，感受身体的动作，尽量把胸廓、肋骨拉开。收小腹，不要突出。

━━ 胸大肌、胸小肌伸展

1. 找一处平整墙面，手臂呈 90 度靠上，停 15 ～ 30 秒。注意只有手臂上举，保持身体其他肌肉不受影响。

2. 为避免肋骨翻出，侧胸上提，另一只手可以稍微扶着肋骨下方，将它收拢再伸展。

3. 如果将手再抬高一点，就能伸展胸小肌。

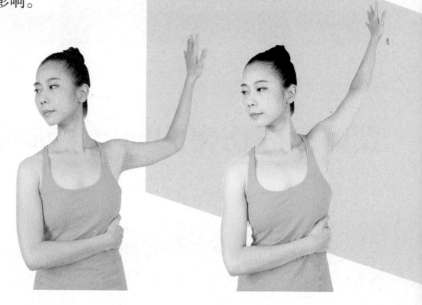

肱二头肌伸展

1. 单手向后倚靠墙壁，掌心平贴在墙面上，另一只手扶着腋下位置。

2. 微微向外侧伸展，感觉到肱二头肌位置有轻微拉扯、紧绷感即可。保持动作 15 ~ 30 秒。

屈腕肌伸展

1. 左手手臂伸直，手心朝上。

2. 右手将左手腕向下弯曲，以不疼痛为原则，感觉到紧绷感即可。保持动作 15 ~ 30 秒。

正中神经滑动

1. 肩膀向外外展，一只手的手肘、手腕伸直，手心朝外。

2. 头往同一侧侧弯，动作以不疼痛为原则。

3. 另一只手的手肘屈曲。

4. 每边伸展 10 次，一日 2 回。

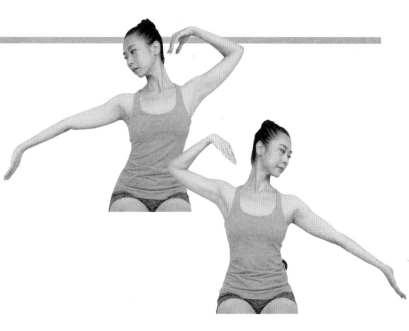

▬ 尺神经伸展

1. 一侧手臂向外伸展，手肘弯曲，掌心朝向脸颊，手指垂下。

2. 手心贴着脸颊，头往另一侧侧弯，直到感觉无名指、小指有些微酸麻和神经拉紧的感觉。

3. 伸直手肘，头回正中位置，放松神经。

4. 每边伸展10次，一日2回。

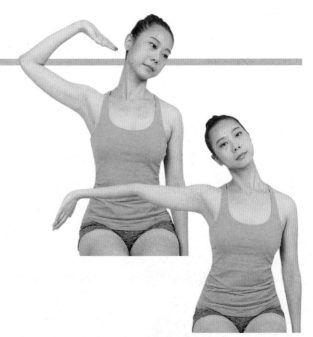

▬ 桡神经伸展

1. 手肘伸直，大拇指包在四指内握拳。

2. 手臂内旋，握拳的手心朝向天花板，头往另一侧侧弯，直到感觉手背及拇指侧面有些微酸麻、神经拉紧的感觉。

3. 手肘翻转，手指打开放松，头回正中位置，让神经放松。

4. 每边伸展10次，一日2回。

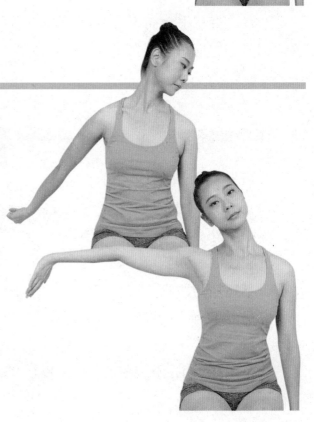

哑铃训练

1. 手臂挺直往前慢慢举起，只用手臂的力量，避免肩膀随之耸起。

2. 抬高到与肩膀平行时停住，保持10 ~ 15秒，再慢慢放下，换手再做。

3. 正面与侧面都要做，一天约做10次。

4. 哑铃重量可自己控制，空手举起也可，等稳定后再渐渐加重。

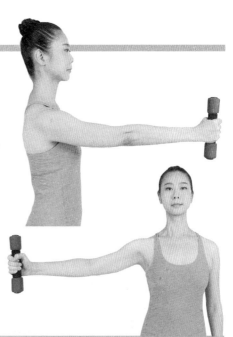

背部下斜方肌训练

1. 俯卧在地，双臂放在耳朵两侧，成"V"字型。

2. 一手朝后上方抬起，保持10 ~ 15秒，重复10次，换手练习。

3. 如果手部抬起时会感觉疼痛，可从肩膀往后抬起。

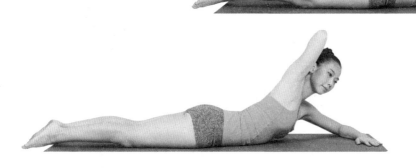

腹式呼吸练习

1. 身体躺平，一手按着肚子，想象肚子是一个气囊。

2. 轻松且缓慢地深吸一口气，肚子如气囊般鼓起。

3. 慢慢吐气，很轻松不用力，尽量吐干净，肚子慢慢消气。如此反复多次。

4. 呼吸过程中，肚脐上方的肌肉应保持柔软，如果肌肉很硬，表示呼吸方式错误，此时启动的是腹直肌而不是腹横肌。

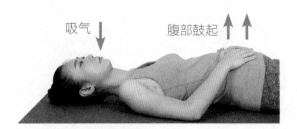
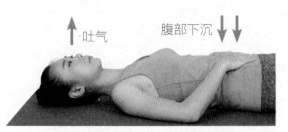

股四头肌、髂腰肌伸展

1. 站立姿势，双脚张开与肩同宽。

2. 右手握住右腿小腿向后提折，尽量让脚后跟碰到臀部。

3. 收紧腹部，双腿尽量挺直，保持身形挺拔，不驼背、不挺肚、不折腰。

4. 伸展 30～60 秒后，换另一条腿伸展。

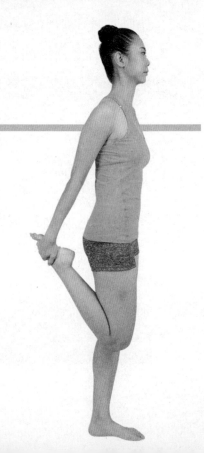

下肢稳定训练（弓箭步）

1. 双腿打开，左脚在前，右腿半跪，保持上身脊椎直立、骨盆稳定，收小腹。

2. 右大腿下压前推，左腿弓箭步成直角，膝盖对准脚尖方向，保持上身正直，收小腹，腰椎稳定，锻炼股四头肌。

3. 保持动作 10 ~ 15 秒，换另一条腿。每日做 15 ~ 20 次。

小腿伸展

1. 双手扶墙，双脚呈跨步状。

2. 前腿膝盖弯曲，后腿伸直。

3. 每次伸展 30 ~ 60秒，之后换腿。一组 2 次，每日做 1 ~ 2 组。

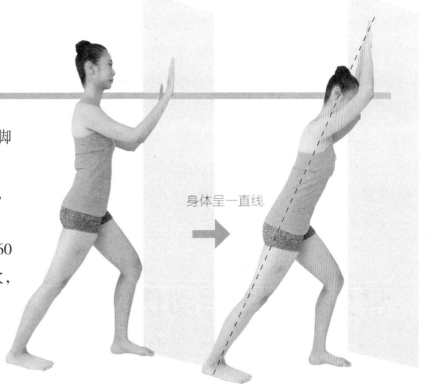

身体呈一直线

瑜伽

瑜伽可说是最受女性欢迎的运动之一，因为它的运动方式柔和，主要以伸展为主，又不受时间和地点的限制，可在家中独自进行，是非常方便且健康的运动方式。但随着瑜伽的流行，相关运动伤害频传，问题通常出在运动者急于求成的心态。

瑜伽本身是非常好的运动，它的优点在于恢复肌肉柔软度、加强肌力，进而使关节回到正确的位置，又不会过于激烈，运动时需要的空间也不多，可以随时随地锻炼。但在临床上，因练习瑜伽而受伤的病例却越来越多。

为什么这样一个柔和的运动，反而容易造成身体伤害呢？那是因为多数运动者在练习时心态过于急躁、自我要求高，为了完成动作，勉强身体过度拉伸，或原本身体核心力量不足、肌力不够，用代偿姿势勉强完成动作，以致伤害身体，留下酸痛的病根。

所以在练习瑜伽时，请确保动作轻柔、缓慢、不勉强。

任何瑜伽动作都应该让身体放松，即使有紧绷的感觉，也应该是舒服的紧绷感，而不是疼痛的紧绷感。只有以循序渐进的方式，控制每一个身体动作，才能感受瑜伽带来的身心平衡。

常见的瑜伽运动伤害

瑜伽虽然是放松身体的运动，但有许多动作看似简单，却隐藏了危险和伤害。

　　以下是临床上经常见到的导致运动者受伤的瑜伽动作。

　　当你练习瑜伽时，请特别注意这些动作和细节，以免受伤。

容易造成肩关节、肌腱受伤的动作

牛式

　　瑜伽的牛式动作，主要是为了增强背部与肩部的柔软度。练习过程应该保持顺畅、无压力，肩部不感到夹挤，肌肉不紧绷，即使会有"紧"的感觉，也是舒服的微紧，而非疼痛或拉扯的紧绷感。

　　当你在练习这个姿势时，如果肩关节上方或后侧有紧绷感，就表示过度挤压肩膀了。有这种感觉，主要原因是胸廓不开，肩关节无法放松，严重的话会导致肌腱夹挤损伤甚至断裂。所以在做牛式动作之前，不妨先做三角式开胸（请见 161 页）或胸大肌、胸小肌伸展、胸椎肋骨的旋转运动，便会感觉顺畅许多。

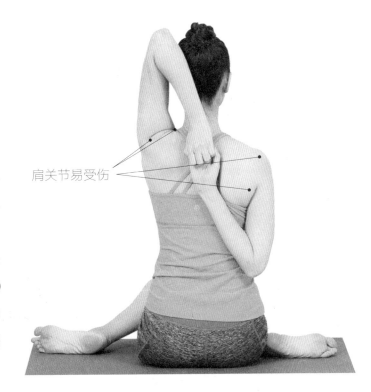

肩关节易受伤

猫牛式

在做猫牛式时，腹部记得内收，稳定腹部和腰椎的核心肌群，活动关节在腰椎或是胸椎。最常见的伤害是颈椎过度后仰或腰椎过度前突，造成关节损伤甚至压迫神经。

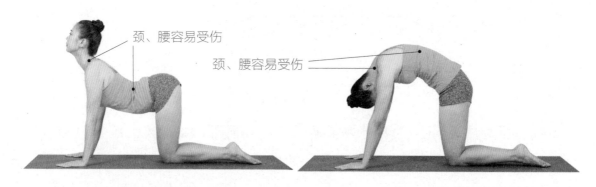

颈、腰容易受伤

颈、腰容易受伤

容易造成腰椎受伤的动作

腰际贴运动贴布，稳定腰椎

下犬式

瑜伽的下犬式动作，主要是为了伸展颈、背部与腿部的肌肉。

以下犬式为例，瑜伽有很多动作牵涉前屈或弯折身体，只要做这样的动作，就难免有人会伤到腰。

从人体关节判断，角度弯折最大的关节是髋关节，然后是腰部，最后

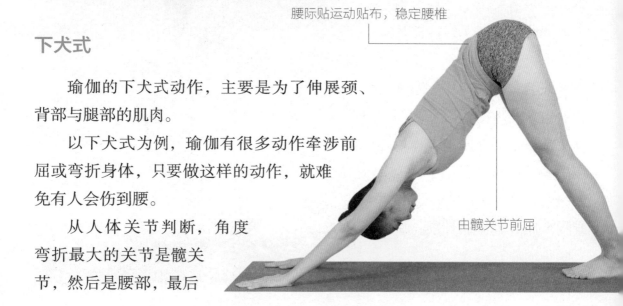

由髋关节前屈

是胸椎。但髋关节一带多是肌肉，因为各种原因，长期下来肌肉紧绷，反而难以前屈，而腰椎肌肉较细小，比较柔软，所以弯身向下时，容易从腰部弯折，因此在做这个动作时，请注意弯折的部位主要是在髋关节，而非腰部。

为了预防折腰，可于运动前在腰部贴上运动贴布，再做前屈动作。贴布会加强腰椎的感觉，只要不动到贴布，就等于没有动到腰椎。

下犬式动作可将后背整片筋膜拉开，但也会牵扯到神经，令神经紧绷。如果你在做这个动作时，感觉后背紧绷，就可能是拉扯到了神经。建议做一些松弛神经的运动，以便放松。

桥式

瑜伽的桥式动作，主要是为了伸展脊椎与腿部肌肉，锻炼臀部肌群，因此必须要从臀部出力，而不是从腰部出力。

但现代人因长期久坐，导致大腿上方负责前屈动作的阔筋膜张肌与大腿前侧的股四头肌紧绷，因此抬起下半身时若用力不当，就容易伤到腰部。

在做桥式动作时，必须收腹，稳定腰部，才会真正练到臀部肌力。

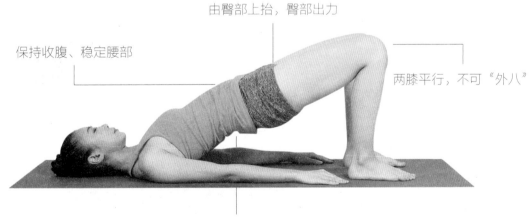

由臀部上抬，臀部出力

保持收腹、稳定腰部

两膝平行，不可"外八"

腰部不可过度用力往上拱起

轮式

轮式主要是强化腹部、肩膀、手臂等部位,练习轮式最容易受伤的部位在肩和腰。许多人本身胸廓、手臂与手肘的活动度不够好,再加上肌耐力不足,双肩紧绷,稍一拉扯,就容易受伤。如果你平时将手朝天花板举起伸直时就感觉到紧绷,便不适合做轮式。

而腰部之所以受伤,是因为大腿前侧的股四头肌与髋关节太紧、胸廓不够展开和腹部核心肌群力量不足等原因造成。

轮式的技巧很高,需要多处肌肉与关节紧密配合才能做到。练习者最好要有一定瑜伽经验,把核心肌力练强之后再来挑战,以免受伤。

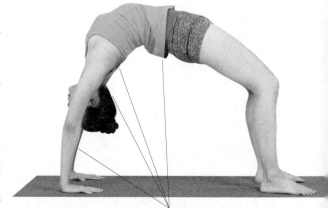

腰椎、颈椎、手腕为易受伤点

骆驼式

骆驼式有助于伸展上半身肌肉。它与前面谈到的轮式很像,也需注意腰部伤害。

做这个动作时,要注意微微收住腹部,将身体从髋关节往外推出去,而不是强行折腰。同时微收下巴,避免挤压颈椎和椎动脉。

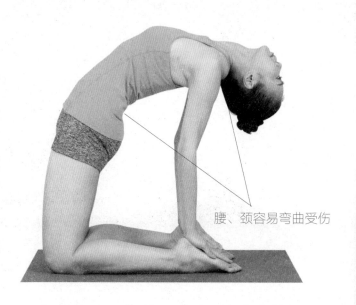

腰、颈容易弯曲受伤

三角式

三角式可拉腿、开胸、练背肌与侧腰肌肉，是很好的扭转动作，但做的时候骨盆、脊椎都要保持在对的位置。

脊椎旋转角度不足的人，扭转方面会有问题，切记不要急于达到扭转动作，可以做开胸运动，以免受伤。如果脚筋感觉紧绷的话，手可不触地，摸到小腿或大腿即可，如果坚持要摸到脚背或地面，可能加重腰椎负担，容易受伤。

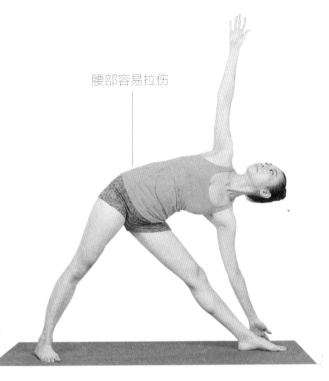

腰部容易拉伤

侧平板

侧平板动作看起来是在训练肩臂的力量，但其实也是在强化腹部核心与大腿肌力。动作要点在于身体必须保持直线型，但肌力不足时，腰部无法保持支撑而受伤。所以，要做侧平板动作的话，必须锻炼从肩膀到脚的肌力。

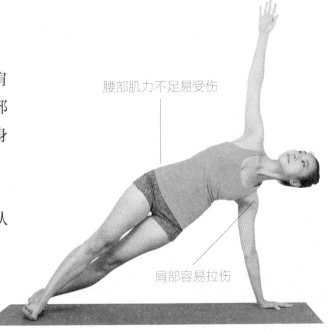

腰部肌力不足易受伤

肩部容易拉伤

拜日式

拜日式是瑜伽姿势中相当复杂的一式，其中融合多种动作。其中一个动作是头部后仰、身体后弯，与眼镜蛇式动作很像。但头部后仰的动作特别需要注意，正确方式应该是后仰时用胸椎往后挺，而不是用力拉伸脖子。

如果后仰的方式不正确，脑后会感觉不适，肩关节也感受到压迫。

此外，如果髋部下方的股直肌与阔筋膜张肌太过紧绷，在身体向后弯折时，很容易伤到腰椎第一节与胸椎第十二节。解决方法是平日要多锻炼腹部核心，用腹横肌保护腰椎。

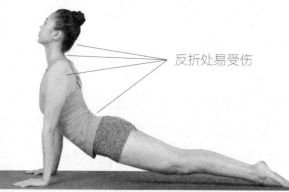

反折处易受伤

容易造成膝盖受伤的动作

鹰式

在做鹰式时，必须注意双手肩关节、双腿膝关节。如果练习时感觉有困难，切勿勉强，避免过度扭转使得肌腱受伤。

此外，在练习时必须注意膝盖对准脚尖，保持背部平直，否则也容易使膝盖受伤。

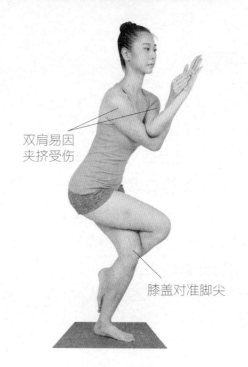

双肩易因夹挤受伤

膝盖对准脚尖

盘腿

盘腿通常是瑜伽动作开始时，以此姿势静坐调息。盘腿法有多种，不管是哪一种盘腿，正确的盘法都是两侧大腿必须平摊于地，没法平摊的人，膝盖会悬空着，大腿内侧肌肉就必须一直出力支撑膝盖，时间一久，可能造成大腿内侧肌肉紧绷，关节也受挤压。

想要减轻大腿内侧肌肉负担以免伤害膝盖，可以在悬空的膝盖下垫一个小垫子。同时，要确认是否有髋关节不稳定的状态，造成双膝无法平放。

另外，有一种名为"双盘"的盘腿姿势难度较高，双脚脚背必须叠放在大腿上。这个动作扭转膝盖的角度很大，非常容易伤到膝盖，所以除非长时间练习，肌肉已延展得熟练，否则一般人不建议做双盘腿动作。

散盘坐对双腿以及膝盖的伤害最小，因此建议盘腿休息时，可以多用散盘姿势。此外，盘坐时很多人会习惯驼背，使得腰过度后突，容易造成腰椎压力。改善方法很简单，只要微收腹、挺直腰背，并在臀部下放一块坐垫，就可避免腰椎受伤。

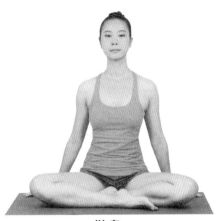

散盘

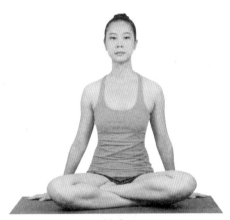

单盘

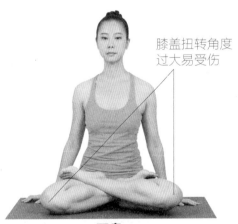

膝盖扭转角度
过大易受伤

双盘

容易造成过度拉筋的动作

鸽式

鸽式是瑜伽常见的伸展动作，可以伸展髋部肌肉，但临床上却有很多人因过度拉筋导致鼠蹊部疼痛就医。

为什么会受伤疼痛呢？因为髋关节周边的关节囊韧带，作用在于稳定关节，所以当我们在伸展腿部肌肉时，应该慢慢伸展，不能急躁。其他如开胯、劈腿的动作亦然，都要小心避免过度拉筋，以免造成拉伤或关节不稳定状态。

预防瑜伽伤害的伸展与训练

一路看下来，可以发现，做瑜伽最常受伤的部位在腰椎、颈椎，其次是肩关节、膝关节等部位，而胸椎的活动度、臀部肌力是否锻炼适宜，经常成为确保身体是否受伤的重要因素之一。

因此，经常练瑜伽或是打算开始上瑜伽课的人，平日就要常练腹式呼吸，训练腹部核心，以保护腰椎；其次是伸展和练习臀部以及大腿肌肉，增加下肢肌肉延展性和稳定度；最后是伸展胸廓，避免胸廓太紧，影响肩颈和腰部。

由于瑜伽很多动作会伸展到大面积的肌肉，也容易拉扯到神经，造成神经紧绷，为了安全起见，建议不可过度伸展，以微紧、舒适为原则。

腹式呼吸练习（一）

1. 身体躺平，一手按着肚子，想象肚子是一个气囊。

2. 轻松且缓慢地深吸一口气，肚子如气囊般鼓起。

3. 慢慢吐气，很轻松不用力，尽量吐干净，肚子慢慢消气。如此反复多次。

4. 呼吸过程中，肚脐上方的肌肉应保持柔软，如果肌肉很硬，表示呼吸方式错误，此时启动的是腹直肌而不是腹横肌。

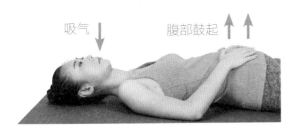
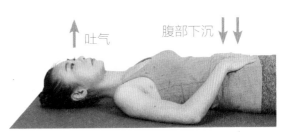

腹式呼吸练习（二）

1. 靠墙站立或平躺。

2. 将手放在腰后，骨盆固定不动。

3. 吐气时，感觉手上受到一点来自脊背的压力，即是正确的呼吸方式。

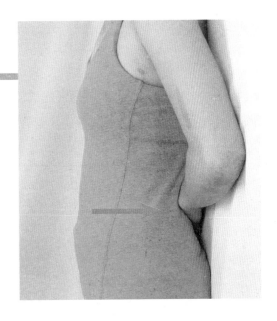

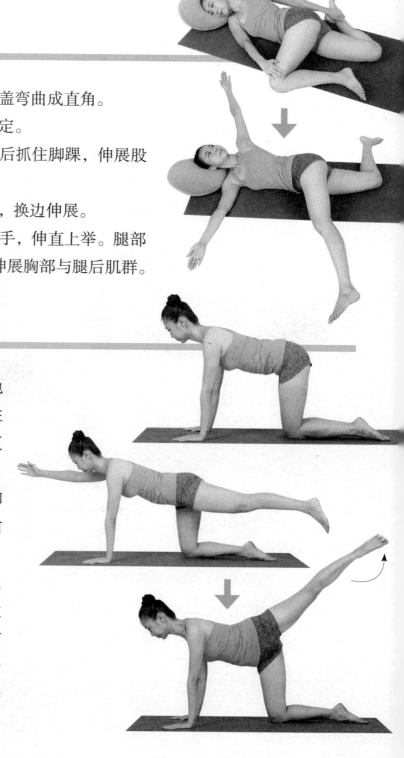

臀部与大腿伸展

1. 以右侧躺地，左腿膝盖弯曲成直角。

2. 右手扶着膝盖使之固定。

3. 右脚后折，以左手向后抓住脚踝，伸展股四头肌。

4. 保持动作 15 ～ 30 秒，换边伸展。

5. 完成动作后，放开双手，伸直上举。腿部缓慢展开，伸直膝关节，并伸展胸部与腿后肌群。

躯干稳定训练

1. 采用四足跪姿跪在地上，腰部保持平衡，微微往后蹲坐，保持约 10 秒，反复 10 次。

2. 回到四足跪姿，单脚可往后抬，另一边的手朝前伸直做超人式，姿势缓慢，保持 10 秒，重复 10 次练习。

3. 再退回到四足跪姿位置，左脚往侧后边抬起，打开左边髋关节，停留 10 秒后再回到原位，反复做 10 次后再换腿伸展。

下肢稳定训练

1. 双腿打开，左脚在前，右腿半跪，保持上身脊椎直立、骨盆稳定，收小腹。

2. 右大腿下压前推，左腿弓箭步成直角，膝盖对准脚尖方向，保持上身正直，收小腹，稳定腰椎，锻炼股四头肌。

3. 保持动作10～15秒，换另一条腿伸展。每日做15～20次。

胸椎和肋骨伸展

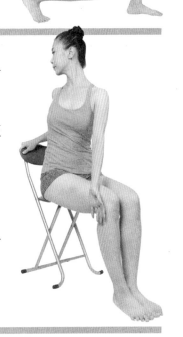

1. 准备一张靠背椅，椅背高度不超过运动者坐下时的肩胛骨高度。

2. 坐下后，右手手臂扶靠椅背，侧转身体向右，左手扶住右膝，以帮助旋转。

3. 保持侧身15～30秒，回到本位，再转向左侧，如此反复来回。

4. 侧转身时，感受身体的动作，尽量把胸廓、肋骨拉开。收小腹，不要突出。

下肢与坐骨神经伸展

1. 于墙角单脚靠墙上，一腿伸直，保持腰部稳定不动。

2. 也可以躺卧在地，用弹力带扣住脚掌作为辅助，保持腿与身体的角度。注意力道不可过重，腿部只要感觉稍紧绷即可，切不可过度拉伸。

3. 保持动作30～60秒后换脚。每天做10次。

健身房运动

室内健身房运动是近年来流行的运动方式，此类运动主要是为了锻炼肌肉，因此运动者目标明确，但却经常因为过度追求效果而受伤。

健身房运动因器械齐全，还有教练给予指导与建议，从而成为急于设定计划，以达健身功效的运动者的最佳选择。然而伤害也屡见不鲜，主要是操作不当使软组织受伤，另外还有爆发力与肌耐力训练不平衡造成的伤害。

那么，要如何通过专业健身房，锻炼出健美又健康的体态呢？对一般的运动者来说，保持日常应有的活动度，把握肌肉平衡的原则，确保训练姿势正确，就不太容易出问题。

健身房运动注意事项

许多人去健身房的目的，除了运动之外，更重要的是"健美"，和一般人舒展筋骨、活动身体、追求健康的运动想法略有不同。

但如果只为追求健美而锻炼肌肉，反而有可能造成身体伤害。因此，在健身房健身时，我们要有以下几点基础的认知：

1. 固定与非固定器械交替使用

健身房里有很多固定式器械，可针对不同部位的肌肉进行训练。这一类的锻炼主要是让肌肉负重，即所谓的"重量训练"，以达到增加肌肉的功能。但器械锻炼主要针对单一肌肉练习，与身体其他的部位连接少，对日常生活的功能动作没有直接帮助。

但其中也有一些，例如跑步机、滑轮系统或哑铃等非固定式机械训练，能够模拟日常生活中的动作，能够训练全身肌肉。

如果为了健美的线条而进行重训，要特别注意平衡，固定与非固定器械要交替使用。例如，3次的肱二头肌重训后，可以使用1次跑步机、哑铃、壶铃或拉力绳滑轮组，确保身体的各处肌肉能达到适当的活动。

或者一周之内安排至少两次不使用器械的课程，如舞蹈等有氧团体课程，这类课程可锻炼全身的肌肉。通过这类课程，我们可以感受身体各处肌力的强弱，也可以平衡重训的缺失，这才是比较健康安全的健身方式。

2. 注意平衡，不过度追求肌肉壮硕

单纯重训，虽然肌肉练得很壮硕，但可能肌耐力不足，日常生活中无法久坐或久站，比较容易疲劳。因为肌肉的爆发力不是靠血液里的营养，而是靠肌肉本身的养分与储存能量，这种能量很快就会消耗殆尽，因此容易感觉疲惫。而在日常生活中，我们需要的是可支持姿势的肌肉，也就是所谓的"慢肌"，较具有持久力。所以在练壮肌肉之余，也要练好肌耐力，才能够达到身体平衡。

锻炼肌肉时，另外要特别注意肌肉的平衡，如果某部位肌肉练得比身体其他部位的肌肉壮硕、结实，反而容易出问题。比如说，很多肌肉锻炼者，胸大肌和上手臂肌群练得很大，肌肉发达到双手无法贴近身体，导致活动度受限，肩膀也难以举高。且大肌肉多横跨两个关节，若不平衡，反而容易导致关节出

问题。

另一方面，如果是为了某处关节而想要锻炼肌肉，有效使用健身房的器械能够达到不错的效果。例如当腰部控制力很差时，可以使用健身房器械固定其他部位，在教练指导下训练腰部力量，等腰部力量足够，再进阶到动态非器械的练习，解决腰痛的问题。

3. 运动前后要做足够的伸展活动

做完肌力训练后，肌肉可能会很紧绷，有肥大、变短或酸痛的现象，所以每次运动前后要尽量做些伸展拉松的活动。例如前述肱二头肌练得太大，手臂很紧，无法抬起或放下的情况，如果在每次重训后都有足够的时间伸展拉松肌肉，那么即使肌肉肥大壮硕，但仍有柔软度，也不会影响身体活动。

伸展时必须注意，每次时间至少要 15 秒以上。譬如锻炼肱二头肌，至少伸展肱二头肌要 15 秒，且伸展时务必以不过度紧绷为原则。如果觉得紧绷、疼痛，代表伸展太过，反而有反效果。最好的伸展感觉应该是不用力，即使紧绷也感觉舒服。如果情况良好，伸展时间可以持续至 60 秒或 90 秒。

4. 感觉疼痛就必须停止训练

很多人有一种错误的概念，觉得"吃苦当吃补"，训练时觉得疼痛，才是有效。但当身体感觉疼痛时，表示肌肉已经使用过度或姿势不正确，应该立刻停止。

在健身房里，不管使用什么器械，记得量力而为，以确保身体在正确的姿势下运动。许多人为了追求磅数而逞强，但勉强而行的结果难免受伤或出现代偿动作。代偿动作做久了，会变成习惯姿势，要想练回正确姿势，要花更久的时间，结果得不偿失。

健身房器械使用注意事项

跑步机、登山踏步机

跑步机是健身房最常见的器械之一。如果跑步机设有扶手，建议初期可以扶着扶手跑，因为大部分的人身体两边的肌肉发展并不平衡，跑步时身体容易歪斜，双手扶撑可以减少身体歪斜。

许多跑步机前面设有电视，但最好别看电视。建议可以在镜子前观察自己的跑步姿势，训练好正确姿势，内化为反射动作。

使用登山踏步机时，注意每一步膝盖必须对准脚尖，稳住腰部，肚子不前突，臀部不翘起，安心踏步。

水平蹬腿器械

水平蹬腿器械的主要训练动作是大腿往前蹬踢，可训练股四头肌。使用这类器械的前提是，腿后肌必须要够柔软，否则腰部很容易受伤。建议做此训练前，先检测双腿活动度，确认每个角度都能达到标准，否则应该要先恢复肢体应有的活动度，再进行训练。

股后肌训练器械

股后肌训练器械可锻炼腿后与臀部的肌肉力量。但很多人在使用时，都错误地用到了腰部的肌肉。正确方式应该是使用腹部核心肌的力量稳住腹部，再将臀部与大腿上抬。

蝴蝶机

蝴蝶机可说是每家健身房的必备器械，主要训练胸大肌。但许多人在使用蝴蝶机时肩膀动作错误，造成耸肩。此外，要拿捏好磅数，不要因冒进而造成过度负担使肌肉受伤。

滑轮缆绳器械

滑轮器械主要利用缆绳滑轮结构，对于全身肌肉的连接较有帮助，也方便运动者通过上下滑动调整动作位置。如果姿势一直保持良好、对自身状况很了解的运动者，可以自行设计想做的动作。但初期运动者，注意力最好放在感知与观察自己的姿势和角度上，好好控制动作即可。

挺举器械

这是训练肩、臂的主要工具，但如果腹部力量不够，在运动时会从腰部出力，挺出小腹，造成腰椎受伤。

一般举重竞赛时，选手都会使用护腰，但是在健身房里，很少有人会使用护腰。如果不用护腰，更要用对力量，挺举时注意收腹，稳住核心。

哑铃

使用哑铃时，必须注意肩膀关节的角度。很多人在侧平举时，角度错误。人体肩胛骨角度约往前 30 度，故侧举哑铃时，手臂应该稍微往前举，才是肩关节的正确位置，才不会出现肩关节夹挤的问题。另外，有人会用肩胛骨去使力以举起哑铃，出力的是肩膀，而非手臂，反而造成肩颈酸痛。

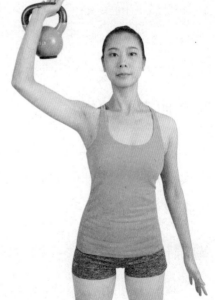

附录

一、保持正确姿势的
　　一日生活时间表

二、物理治疗师精选的
　　每日 15 分钟
　　最佳运动

三、身体活动度检测表

一、保持正确姿势的一日生活时间表

身体的酸痛经常是由于姿势不正确所造成的，而我们生活中的起住坐卧，都由各种姿势所构成。通过一日生活时间表，随时随地提醒自己，建立良好习惯，保持正确的姿势，彻底远离酸痛的危害！

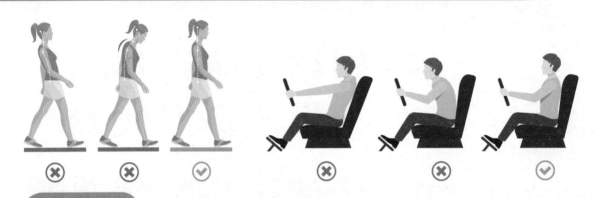

AM7：30 出门上班

走路时

● 膝盖对准第二根脚趾。

● 走路时从脚掌推进，而非脚尖。

● 上身保持中轴稳定。

乘公交车和地铁时

● 上下台阶时，膝盖对准第二根脚趾。膝盖摆正，不内偏也不外展。

驾车时

● 手臂微弯，不可距离方向盘太远，避免双肩过度出力。

● 保持膝盖适当微弯，避免太直带动骨盆，从而影响腰椎。

● 椅背不宜过软，腰靠部分必须有足够支撑力保护腰椎。

● 椅背可调整为适当后倾，避免过分前倾或后仰对腰椎造成压力。

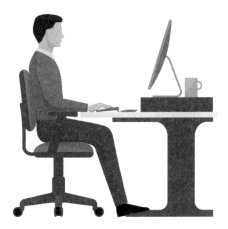

选购办公桌椅注意事项

● 桌子要有一定深度，至少要能容下双腿的一半屈伸于其下。

● 桌子底部应宽敞，能够容纳双腿。

● 选择有扶手，并可以调整高度的椅子。

● 椅垫必须挑选具有防滑作用的材质。

● 挑选具有椅背的座椅，椅背必须符合背部正常曲线，如有空隙可挑选具有支撑力的靠垫填满。

AM9：00 ~ 12：00
上班

办公室工作时

● 尽量坐满椅面，腰靠椅背，大腿平放在椅面上，椅子边缘刚好至膝盖处。

● 颈椎、腰、臀尽量保持一直线，前臂抬起，置放在扶手或办公桌上。

● 双腿轻松踏地，不往后弯，也不跷腿。

● 就座时，椅子拉近桌面，身体离桌子越近越好。

● 椅子高度必须与膝关节同高，就座时，小腿垂直于地面。

● 座椅前后高度一致，不宜前倾或翘起，使用椅子时也不宜翘起椅脚，使椅面不平衡。

● 为使坐姿稳定，尽量固定椅脚，避免滑动。

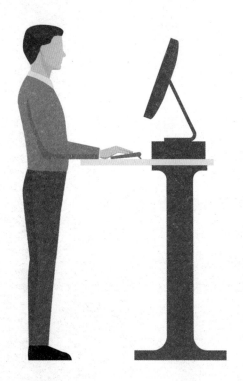

使用眼镜的注意事项

● 可选戴隐形眼镜，减少颈椎与头部压力。

● 戴眼镜者必须配合眼镜焦距，保持头部与颈椎的角度。如低头读书时，不戴眼镜者可以直接控制眼睛往下看，不需用到脖子，但戴眼镜者就势必得低头。

● 戴眼镜会减少眼睛肌肉活动，定时把眼镜摘下来，让眼睛自然视物，增加眼睛肌肉活动。

PM2：00
使用电脑

操作计算机时

● 计算机屏幕上第一行字的高度与眼睛齐平，或是低 5 ~ 10 度。

● 键盘位置尽量靠近身体，上臂不可超出身体太多，手腕不可过度弯折。

● 使用鼠标时力气越轻越好，不过度用力。

● 敲打键盘时避免用力过度，注意不伤害手指关节。

● 使用笔记本电脑者，建议采用外接式键盘或鼠标。

● 每隔 40 ~ 50 分钟，可起身活动，伸展拉筋或走动。

● 如环境允许，偶尔可站着使用计算机。

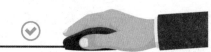

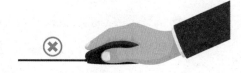

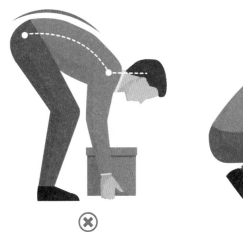

PM3：00
打电话

PM4：00
收发货物

使用电话时

● 使用传统电话时，避免使用颈部夹持话筒，以免伤害肩颈。

● 头部与颈部尽量保持在中轴位置。

● 将话筒贴近耳朵。

● 注意姿势变化，时常换手拿话筒，或变换姿势，站着说话。

● 使用手机打字时，保持头颈、躯干正直，不可驼背、圆背或垂肩。

搬运重物时

● 提物或搬运重物时，必须蹲下，避免弯腰直接抬物时因腰椎受力过大而受伤。

● 抱物品时，物品重心尽量靠近身体，比较省力。

使用料理台的注意事项

● 料理台或洗衣槽的高度,必须能让人使用时脊椎直立。

● 为了减少站立时对身体的压力,可以轮流用单脚踩着凳子,减少对腰、背、膝关节的压力。

● 如果仍感觉腰酸,可在洗碗前在腰椎上贴上贴布,稳定腰椎。

选购沙发的注意事项

● 沙发不可过高或过低,坐在沙发上看电视时,电视高度应与眼睛视线平行。

● 沙发垫不宜过软,必须具有一定支撑力,避免驼背。

PM6:00	PM8:00	PM9:00
准备晚餐	看电视	晾衣服或抬手取物

清洗碗盘(或洗涤衣物)时

● 使用料理台清洗时,注意站姿,保持颈部端正,腹部贴近料理台,避免前倾,造成腰酸。

● 双脚可略弯,以减轻腰椎压力。

在沙发上的坐姿

● 臀部须坐到底,让脊背靠着沙发背。如果沙发过深,可以利用抱枕填补背部的空间。

● 避免撑着头或斜躺着看电视,以免单边受力太久,容易出现脊椎侧弯。

● 避免长时间坐在沙发上。

抬手时必须注意

● 胸椎太紧的话,手无法举高,此时可先提起胸椎再向上举手。

● 训练手部上举时,不翻起肋骨,这也是一种练习肌力的方法。

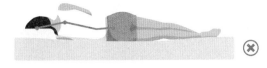

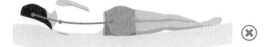

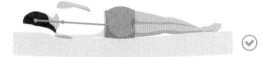

选购枕头的方法

● 枕头高度平均 6 ~ 8 厘米为宜。

● 躺下去时，注意身体反应，如下巴往上翘起或往下沉，都不是好的枕头。合适的枕头应保持颈椎原有弧度。

● 枕头必须有一定支撑力，过于柔软的枕头，因缺乏支撑而不易翻身，容易造成落枕或肩颈酸痛。

选购床垫的方法

● 床垫不可过软，测试床垫的方法：手掌压下去，若完全陷入则太软。

● 床铺过于柔软，不易翻身，容易腰酸背痛。

● 即使是硬实的床，只要睡觉时不觉得不适也无妨。

PM9：00
扫地、吸地与拖地

清扫时的姿势

● 上身保持在中轴位置，不驼背。

● 注意双肩打开，不紧绷、不耸起。

● 腿部肌肉保持柔软，站立时可保持膝盖微弯，避免腰椎用力。

● 弯身捡拾物品时，不可贸然弯腰，可先屈膝或是蹲下身去捡。行动时上身注意保持在中轴位置。

● 以上姿势若正确，还可顺便训练肌力。

● 扫把或拖把的手柄长度要适当，免得过度弯腰。

PM11：30
就寝

就寝

● 无论侧睡或仰躺，脊椎不要弯曲。

● 侧睡时枕头可以调高一些，脊椎不要弯曲。

● 女性因为骨盆较宽，为了腰椎稳定，可在两腿中间夹一枕头。

● 男性因肩膀较宽，为了肩颈稳定，可以抱个枕头。

● 避免只睡同一侧，建议经常交换一下，让左右肌肉对称。

二、物理治疗师精选的每日 15 分钟最佳运动

腹式呼吸练习

1. 身体躺平，一手按着肚子，想象肚子是一个气囊。

2. 轻松且缓慢地深吸一口气，肚子如气囊般鼓起。

3. 慢慢吐气，很轻松不用力，尽量吐干净，肚子慢慢消气。如此反复多次。

4. 呼吸过程中，肚脐上方的肌肉应保持柔软，如果肌肉很硬，表示呼吸方式错误，此时启动的是腹直肌而不是腹横肌。

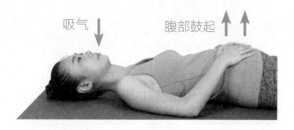
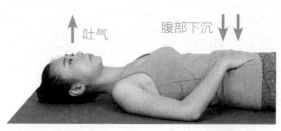

枕骨下肌群伸展

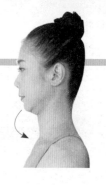

1. 身体靠墙站立，保持颈部正直，不可弯曲。

2. 下巴轻轻往下点，如同点头动作，不可用力顶墙，感觉后颈微紧即可。

胸椎和肋骨伸展

1. 准备一张靠背椅，椅背高度不超过运动者坐下时的肩胛骨高度。

2. 坐下后，右手手臂扶靠椅背，侧转身体向右，左手扶住右膝，以帮助旋转。

3. 保持侧身 15 ~ 30 秒，回到本位，再转向左侧，如此反复来回。

4. 侧转身时，感受身体的动作，尽量把胸廓、肋骨拉开。收小腹，不要突出。

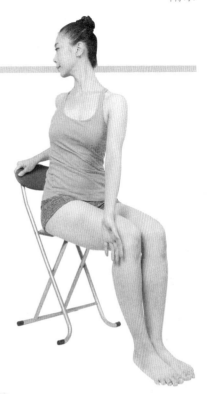

胸大肌、胸小肌伸展

1. 找一处平整墙面，手臂呈 90 度靠上，停 15 ~ 30 秒。注意只有手臂上举，保持身体其他肌肉不受影响。

2. 为避免肋骨翻出，侧胸上提，另一只手可以稍微扶着肋骨下方，将它收拢再伸展。

3. 如果将手再抬高一点，就能伸展胸小肌。

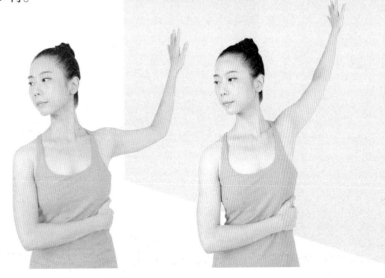

上斜方肌稳定训练

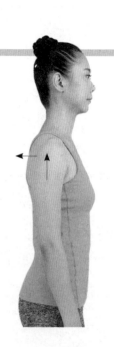

1. 站直，保持姿势端正，单手按住肩膀。

2. 肩膀向上微耸，轻轻后压，动作极轻微，是意念对肉体的控制，用以训练唤出斜方肌，并松开胸大肌、胸小肌和提肩胛肌。

3. 身体保持正直，头部向前轻点，微收下巴，但颈部保持不动。后脑勺有些微紧绷感，同样是意念对身体的控制。

4. 运动过程中，以手触摸颈部两侧的胸大肌、胸小肌和提肩胛肌，确认没有出力。每次动作 10 ~ 15 秒，一天可做 5 ~ 10 次。

背部下斜方肌训练

1. 俯卧在地，双臂放在耳朵两侧，成 "V" 字型。

2. 一手朝后上方抬起，保持 10 ~ 15 秒，重复 10 次，换手练习。

3. 如果手部抬起时会感觉疼痛，可从肩膀往后抬起。

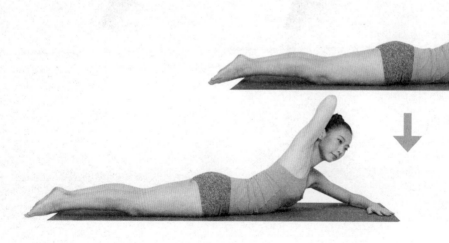

臀中肌训练

1. 身体俯卧，收腹。

2. 一脚外展后踩，脚尖外翻，带引身体自然翻起。

3. 保持动作 10 ~ 15 秒，每日 10 次。

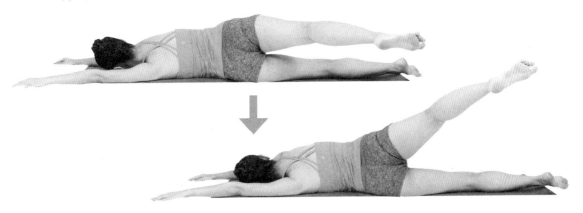

人面狮身式伸展

1. 俯趴在地，双腿紧贴地板。

2. 腹部贴地，手肘撑地，从胸椎第四节和第五节处挺起上身，微收下巴。

3. 前臂贴地，两臂保持平行，肩膀不耸起，保持开胸。每次伸展动作 15 ~ 30 秒，一天 5 ~ 10 次。

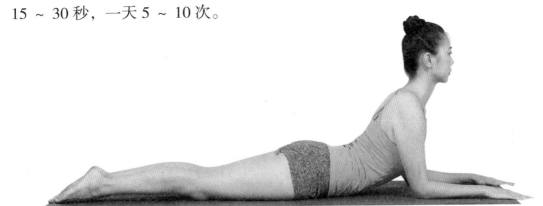

瑜伽猫式训练

1. 采用四足跪姿，膝盖打开，与臀部同宽。

2. 手臂伸直撑地，吸气时微抬头看天花板，背部反弓下沉，停留15～30秒。

3. 吐气时背部向上拱起，腹部向内缩起，头往下看，停留15～30秒，然后放松。

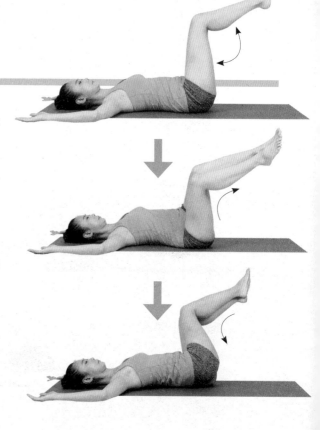

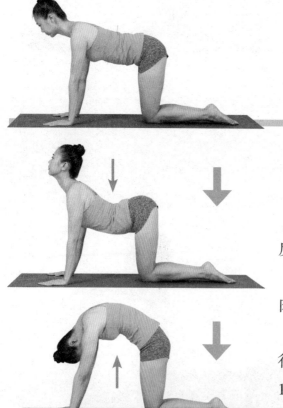

腹部肌群训练

1. 仰躺在地，手平放两侧。

2. 双脚并拢，抬起小腿与地板平行。

3. 单脚尖往下点地后再举起，来回反复各10次。

4. 手往头部两侧展开，伸展胸部肌肉。注意保持上身稳定不动。

5. 双脚并拢，抬起小腿与地板平行。双膝向右侧倒，膝盖不碰地，保持15～30秒。反方向重复动作，左右各做10次，训练腹外斜肌。

臀部与大腿伸展

1. 以右侧躺地，左腿膝盖弯曲成直角。

2. 右手扶着膝盖使之固定。

3. 右脚后折，以左手向后抓住脚踝，伸展股四头肌。

4. 保持动作 15 ~ 30 秒，换边伸展。

5. 完成动作后，放开双手，伸直上举。腿部缓慢展开，伸直膝关节，并伸展胸部与腿后肌群。

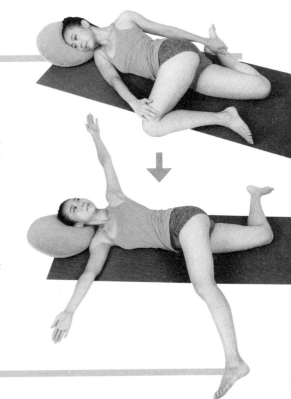

下肢与坐骨神经伸展

1. 于墙角单脚靠墙上，一腿伸直，保持腰部稳定不动。

2. 也可以躺卧在地，用弹力带扣住脚掌作为辅助，保持腿与身体的角度。注意力道不可过重，腿部只要感觉稍紧绷即可，切不可过度拉伸。

3. 保持动作 30 ~ 60 秒后换脚。每天做 10 次。

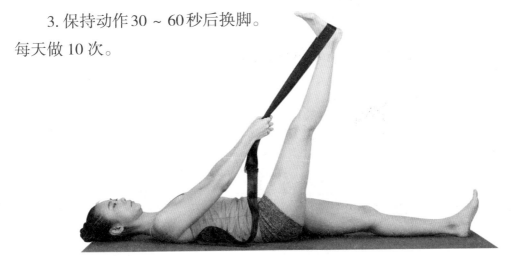

■── 躯干稳定训练 ──■

1. 采用四足跪姿跪在地上，腰部保持平衡，微微往后蹲坐，保持约 10 秒，反复 10 次。

2. 回到四足跪姿，单脚可往后抬，另一边的手朝前伸直做超人式，姿势缓慢，保持 10 秒，重复 10 次练习。

3. 再退回到四足跪姿位置，左脚往侧后边抬起，打开左边髋关节，停留 10 秒后再回到原位，反复做 10 次后再换腿伸展。

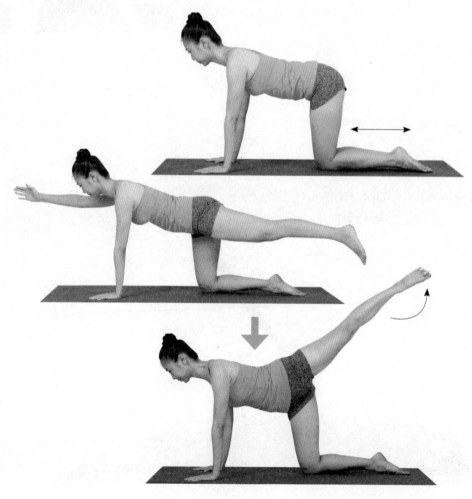

腿后肌伸展训练

1. 臀部坐于椅子的边缘, 不靠背,
双手放于腰后, 挺胸, 腰部挺直。

2. 单腿伸直, 脚踝跖屈, 脚尖垂直
于地, 伸展腿后肌。

3. 动作保持 30 ~ 60 秒, 换腿练习。

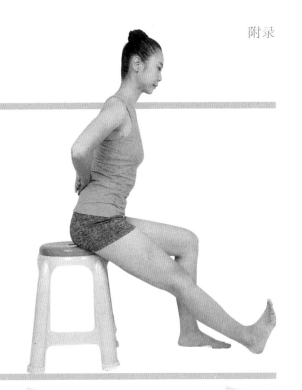

小腿伸展

1. 双手扶墙, 双脚呈跨
步状。

2. 前腿膝盖弯曲, 后腿
伸直。

3. 每次伸展 30 ~ 60 秒,
之后换腿。一组 2 次, 每日
做 1 ~ 2 组。

身体呈一直线

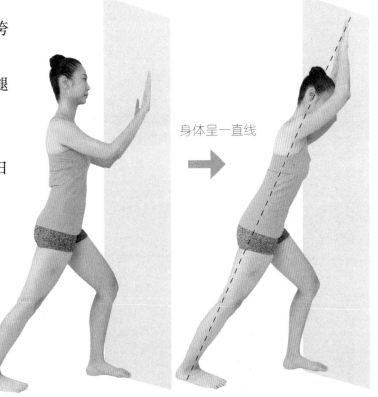

三、身体活动度检测表

检测注意事项：检测时动作应该流畅，如觉得疼痛或不舒服，都表示身体活动度有问题。若检测过程中感觉到疼痛，立刻停止检测。避免身体不适时检测。

检测项目	检测动作	检测细节	参照页数	检测结果
颈椎	脖颈屈伸	缓缓低头，目光朝下，直到下巴碰到上胸	第 17 页	可□ 不可□
	抬头向上	上半身不动，头部上仰，耳朵几乎与天花板平行	第 17 页	可□ 不可□
	左右旋转	双肩不动，头部向左右两侧平转，最大转角应该有 80～90 度，接近与肩膀齐平	第 18 页	可□ 不可□
上肢与肩关节	双手上举与双手后摆	胸、肩不动，双手向上高举，角度至 170 度；双手向后摆，后摆角度达到 40～50 度	第 18 页	可□ 不可□
	手臂外旋与内旋	双肩不动，单臂抬起，外旋达到 90 度，内旋达到 60～70 度	第 19 页	可□ 不可□
	手臂水平外展与内收	单臂水平外展，而后内收，外展到内收角度为 0～130 度	第 19 页	可□ 不可□
	双臂反折	单手向上反折，触摸后背另一侧肩胛骨上缘；从下方反折可触摸到另一侧肩胛骨下缘	第 19 页	可□ 不可□

躯干活动度检测	躯干两侧扭转	保持站姿，双脚微开，脚底平贴地面，身体左右两侧扭转。膝关节内外可转动约20度，大腿往外可转40～45度，往内则可达到30～40度。躯干本身可以转动到50度，连同双腿，加起来可以达到90度	第20页	可□ 不可□
	躯干后仰	保持站姿，双手往上平行高举，身体往后仰，腰椎弧度20～30度，检查腰椎部位是否保持顺畅的弧形、两侧是否对称	第21页	可□ 不可□
	身体前屈	保持站姿，双腿并拢，身体前屈，手指触摸到脚趾头	第22页	可□ 不可□
	仰卧抬腿	仰卧平躺，单脚抬高可达70度，双手抱着一条大腿，夹角可达到120度	第22页	可□ 不可□
	小腿跖屈背屈	小腿跖屈必须达到40～50度，背屈必须达到20～30度	第23页	可□ 不可□
肌力平衡度检测	翻身	选择仰躺翻身为俯卧，或从俯卧翻身为仰躺，过程中可以用手脚辅助，两侧皆须测试	第24页	可□ 不可□
	伏地挺身推起	俯卧，肘部撑地，以腹部和腿部肌肉力量撑起躯体，手肘和脚趾支撑身体重量	第24页	可□ 不可□
	跪姿举相反边手脚	四足跪地，双手与双膝撑着地面，背部打直，收紧腹肌，单手向前伸直，另外一侧的腿向后伸展，类似瑜伽超人式姿势	第25页	可□ 不可□
	单脚站立	闭眼站立，抬起一脚，高度超过膝盖，保持10秒	第25页	可□ 不可□
	蹲下	两脚微开，双足平行，双手高举，屈膝蹲下，上身打直，脚跟不可离地	第26页	可□ 不可□